医宗金鉴白话解及医案助读丛书

医宗金鉴四诊心法要诀

白话解及医案助读

总主编　吴少祯
主　编　王　飞

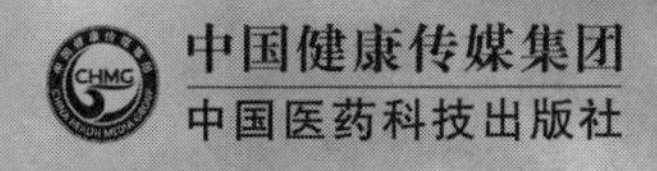

中国健康传媒集团
中国医药科技出版社

内容提要

《医宗金鉴》系清代吴谦等人所编，是清代学习中医的教科书，也是现代学习中医的一部重要读物，特别是其中各科的心法要诀，简明扼要，提纲挈领，朗朗上口，便于记诵，深受广大读者欢迎。《四诊心法要诀》是其中的一部分，分为上篇和下篇。上篇主要包括四诊总纲、望诊、闻诊、问诊及诊法互参，下篇主要是脉诊的内容。本次白话解对原著歌诀用现代白话文的方式加以通俗化的解说阐述，适合中医临床医生和中医爱好者阅读参考。

图书在版编目（CIP）数据

医宗金鉴四诊心法要诀白话解及医案助读/王飞主编.—北京：中国医药科技出版社，2020.8

（医宗金鉴白话解及医案助读丛书）

ISBN 978-7-5214-1797-5

Ⅰ.①医…　Ⅱ.①王…　Ⅲ.①四诊—诊法—中国—清代 ②运气（中医）—中国—清代　Ⅳ.①R241.2 ②R226

中国版本图书馆 CIP 数据核字（2020）第 074440 号

美术编辑　陈君杞
版式设计　易维鑫

出版　**中国健康传媒集团**｜中国医药科技出版社
地址　北京市海淀区文慧园北路甲 22 号
邮编　100082
电话　发行：010-62227427　邮购：010-62236938
网址　www.cmstp.com
规格　710×1000mm 1/16
印张　12
字数　139 千字
版次　2020 年 8 月第 1 版
印次　2022 年 8 月第 2 次印刷
印刷　三河市万龙印装有限公司
经销　全国各地新华书店
书号　ISBN 978-7-5214-1797-5
定价　31.00 元

获取新书信息、投稿、为图书纠错，请扫码联系我们。

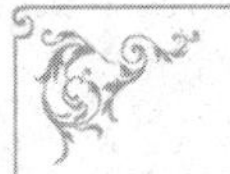
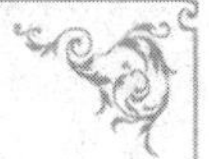

《医宗金鉴白话解及医案助读丛书》

编　委　会

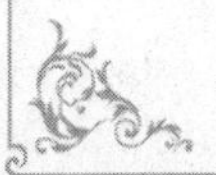

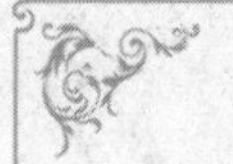
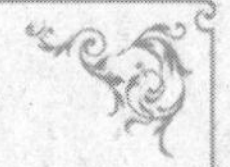

《医宗金鉴四诊心法要诀白话解及医案助读》

编 委 会

主　编　王　飞

副主编　张光荣　章　莹

编　委　王　飞　刘佳鑫　张光荣

贺　丹　胡鑫才　章　莹

前言

《医宗金鉴》是清代由政府组织编撰的一部大型中医学丛书。乾隆皇帝钦定书名，太医院院判吴谦任总修官，后被收录于《四库全书》之中，并被清太医院定为医学生教科书。历来被认为是学习中医必读之书。

《四诊心法要诀》是《医宗金鉴》的重要组成部分，主要讲述中医的望、闻、问、切四种诊法，针对“词奥难明、传写错误、或博而不精、或杂而不一”等问题，予以“改正注释，分别诸家是非”，并采用四言歌诀的形式，便于初学者习诵记忆。

本书为《医宗金鉴·四诊心法要诀》的白话版，针对学习者阅读文言文不便、理解易有偏差的特点，对原书歌诀及注释用现代白话文的方式加以通俗化的解说阐述，以便读者学习理解。此外，还根据编者的学习和临床经验，参考其他学者的学术观点，丰富了部分内容。适合中医临床医生和中医爱好者阅读。

本书分为上篇和下篇。上篇主要包括四诊总纲、望诊、闻诊、问诊及诊法互参；下篇主要是脉诊的内容。各部分编写分工：四诊总纲、望诊由胡鑫才编写；闻诊由刘佳鑫编写；问诊、诊法互参由贺丹编写；脉诊由王飞、张光荣、章莹编写。

本书采取分头编著、交叉校对、文责自负的编写方式，尽管我们做了很多努力，稿件几经修改，但由于学识水平所限，书中不足之处在所难免，我们真诚地欢迎各方读者提出宝贵的意见和建议，以便改正。

编　者

2020 年 1 月

目录

四诊心法要诀（上）

医家造精微，通幽显，未有不先望而得之者。近世惟事切巧，不事望神，大失古圣先贤之旨。今采医经论色诊之文，确然可法者，编为四言，合崔嘉彦《四言脉诀》，名曰：四诊要诀，实该望、闻、问、切之道。使后之为医师者，由是而教；为弟子者，由是而学。熟读习玩，揣摩日久，自能洞悉其妙。则造精微通幽显也，无难矣。

四诊总纲

【原文】 望以目察，闻以耳占。
问以言审，切以指参。
明斯诊道，识病根源。
能合色脉，可以万全。

〖注〗此明望、闻、问、切为识病之要道也。经曰：望而知之谓之神，是以目察五色也；闻而知之谓之圣，是以耳识五音也；问而知之谓之工，是以言审五病也；切而知之谓之巧，是以指别五脉也。神、圣、工、巧四者，乃诊病要道。医者明斯，更能互相参合，则可识万病根源。以之疗治，自万举而万当矣。

【提要】此节阐述四诊的概念，并说明望、闻、问、切是中医的基本诊法。

【白话文】

望诊是用眼睛观察，闻诊是用耳朵收集信息，问诊是通过语言交流来问询病情，切诊是用手指来切脉。望、闻、问、切四诊明了，并能做到四诊相互参合，则可认识清楚疾病的根源，治疗疾病就万无一失。

【解读】

望、闻、问、切是中医的基本诊法。望诊是医生运用视觉，观察病人的神、色、形、态、舌象、头面、五官、四肢、二阴、皮肤以及排出物等，从而获得病情资料的方法；闻诊是医生运用听觉，辨别病人的发声、语言、呼吸、咳嗽等声音，通过嗅觉辨别身体及其排出物、分泌物的异常气味，从而获得病情资料的方法；问诊是医生对病人或陪诊者进行有目的地询问，以了解疾病发生发展、诊治经过、现在症状、既往病史、生活习惯等情况的诊察方法；切诊是医生运用手切按病人的脉搏和肌肤、手足、胸腹、腧穴等部位，以诊察脉象与其他部位的状况，从而获得病情资料的方法。每一诊法的内容都非常丰富广博，但每一诊法都是从不同侧面对病人的病情进行了解、诊察，都具有一定的局限性，四诊互相补充而不能彼此取代。只有全面地运用四诊，系统地收集临床病情资料，为诊病、辨证提供尽可能完整的依据，才能保证诊断结论的正确。《难经·六十一难》谓："望而知之谓之神，闻而知之谓之圣，问而知之谓之工，切而知之谓之巧。"在临床实践中，医生通常在询问病情的同时，也听其语言呼吸，望其神色形态，并察舌切脉，触按肌肤。夸大任何一种诊法的作用，而忽视其他诊法都是片面的，所谓"一望即知"或"三指定乾坤"的做法，违背了中医四诊合参的基本原则。四诊合参是正确诊断的前提。认知疾病的本质，必须对四诊获得的感性材料，加以反复思考，由此及彼，由表及里，去伪存真，分析综合，判断推理，准确辨证。只有四诊，没有合参，就等于只有感知，没有判断，认知仍停留于感性阶段，没有上升到理性阶段，认知疾病的过程就没有完成。

（胡鑫才）

望诊

【原文】　五行五色，青赤黄白。

黑复生青，如环常德。

〖注〗此明天以五行，人以五脏，化生五色，相生如环之常德也。木主化生青色，火主化生赤色，土主化生黄色，金主化生白色，水主化生黑色，肝主化生青色，心主化生赤色，脾主化生黄色，肺主化生白色，肾主化生黑色。

【提要】此节以五行、五脏配五色来说明望诊中望色的规律。

【白话文】

自然界有木火土金水五行，世间万事万物都按五行规律来运行变化，按照天人相应，人体也划分为肝心脾肺肾五脏系统，五脏之色在外表现为青赤黄白黑。木火土金水依次相生，水又复生木，如此相生如环，周流无端，这是自然界的基本规律。

【解读】

五行，即木、火、土、金、水五类物质及其运动变化。自然界有五行的基本规律，在人体有肝、心、脾、肺、肾五脏，对应于青、赤、黄、白、黑五种颜色。正常情况下，木、火、土、金、水依次相生，水又生木，这样循环往复下去。在某脏发生病变时，则在外表显露相对应的颜色。

【原文】

变色大要，生克顺逆。
青赤兼化，赤黄合一。
黄白淡黄，黑青深碧。
白黑淡黑，白青浅碧。
赤白化红，青黄变绿。
黑赤紫成，黑黄黧[1]立。

〖注〗此明五色生克顺逆，相兼合化之变色也。五色相兼合化，不可胜数，而其大要，则相生之顺色有五，相克之逆色亦有五：青属木化，赤属火化，黄属土化，白属金化，黑属水化，此五行所化之常色也。木火同化，火土同化，土金同化，金水同化，水木同化，金木兼化，木土兼化，土水兼化，水火兼化，火金兼化，此五行所化之变色也。如青赤合化，红而兼青之色。如赤黄合化，红而兼黄之色。如黄白合化，黄而兼白，淡黄之色。如白黑合化，黑而兼白，淡黑之色。如黑青合化，黑而兼青，深碧之色。皆相生变色，为病之顺也。如白青兼化，青而兼白，浅碧之色。如赤白兼化，白而兼赤之红色。如青黄兼化，青而兼黄之绿色。如黑赤兼化，黑而兼赤之紫色。如黄黑兼化，黄而兼黑之黧色。皆相克变色，为病之逆也。医能识此，则可推五脏主病、兼病，吉凶变化之情矣。

【提要】此节说明五脏五色的配属及通过相兼合化判断疾病的顺逆。

【注释】

①黧［lí］，音离，黑里带黄的颜色。

【白话文】

异常面色的纲要，主要按照生克顺逆来认识。相生的面色属顺，相克的面色属逆。如青属木，赤属火，木生火，青赤合化为相生，为顺；赤属火，黄属土，火生土，赤黄合化为顺；黄属土，白属金，土生金，黄白相兼呈淡黄，为顺；黑属水，青属木，水生木，黑青相兼呈深碧色，为顺；白属金，黑属水，金生水，白黑相兼呈淡黑，为顺。相反，金克木，白青相兼呈浅碧色，为逆；火克金，赤白相兼呈红色，为逆；木克土，青黄相兼呈绿色，为逆；水克火，黑赤相兼呈紫色，为逆；土克水，黑黄相兼化呈黧色，为逆。

【解读】

五脏化生五色，是根据五行学说而来的。如青属肝木化生之色，赤属心火化生之色，黄属脾土化生之色，白属肺金化生之色，黑属肾水化生之色，这都属于五行所化的正常之色，同时也是相应脏发生病变时表现出的常见病色（称为正色），即肝病常见青色显露，心病常见赤色显露，脾病常见黄色显露，肺病常见白色显露，肾病常见黑色显露。五色的表现，以明亮、润泽、内含为正常或即使有病亦预后良好；以暗晦、枯槁、外露为异常或预后不良。特别是色的润泽与枯槁，可以反映胃气的充盛与衰败，是辨别善色与恶色的要点。

虽然五脏病变常表现为正色，但也有病色与脏色不一致情况（称为变色），这样，病色和脏色之间就存在相生和相克的关系，可以帮助判断病情的顺逆，两色相生者为顺，属吉；相克者为逆，属凶。如下表所示：

相生变色（病属顺）

合化		变色
青（木）	赤（火）	红而兼青
赤（火）	黄（土）	红而兼黄
黄（土）	白（金）	黄而兼白（淡黄之色）
白（金）	黑（水）	黑而兼白（淡黑之色）
黑（水）	青（木）	黑而兼青（深碧之色）

相克变色（病属逆）

兼化		变色
白（金）	青（木）	青而兼白（浅碧之色）
赤（火）	白（金）	白而兼赤之红色
青（木）	黄（土）	青而兼黄之绿色
黑（水）	赤（火）	黑而兼赤之紫色
黄（土）	黑（水）	黄而兼黑之黧色

在临床诊断时，根据这种变色的生克顺逆，可以帮助判断五脏

的主病和兼病，预测疾病预后的吉凶善恶。例如：脾病见黄色为相应，是疾病的常见现象，属本脏见本色，为正色，一般病情轻浅，预后良好。若有相兼色出现，提示病情复杂，例如：脾病除了黄色，又见黑色或青色（提示除脾的主病外，可能有肾或肝的兼病），是相克的变色，属逆证，一般预后不好；若见赤色或白色（提示除脾的主病外，可能有心或肺的兼病），是相生的变色，属顺证，一般提示病情尚有转机。其余各脏也依此类推。

需要强调的是，在临床实际运用过程中，不能仅通过变色的生克来判断病情的顺逆，必须四诊合参，否则就会得出片面的诊断。

【原文】　天有五气，食[1]人入鼻。

藏于五脏，上华面颐[2]。

肝青心赤，脾脏色黄。

肺白肾黑，五脏之常。

〖注〗此明色之本原出于天，征乎人，五脏不病常色之诊法也。天以风、暑、湿、燥、寒之五气食人，从鼻而入。风气入肝，暑气入心，湿气入脾，燥气入肺，寒气入肾，藏于人之五脏，蕴其精气，上华于面。肝之精华，化为色青；心之精华，化为色赤；脾之精华，化为色黄；肺之精华，化为色白；肾之精华，化为色黑也。

【提要】此节阐述五脏无病时正常的面色。

【注释】

①食［sì］，音四，通“饲”，滋生、供养。

②颐［yí］，音仪，下巴及腮下部，合“面”统指整个颜面部。

【白话文】

自然界正常之气分为风、暑、湿、燥、寒五种，人体以鼻呼吸，吸入此五种精气以滋养人体五脏，其中，风气滋养肝脏，暑气滋养心脏，湿气滋养脾脏，燥气滋养肺脏，寒气滋养肾脏。五脏所藏精气上荣于面部，表现出不同的颜色，肝脏精气化生为青色，心脏精气化生为赤色，脾脏精气化生为黄色，肺脏精气化生为白色，肾脏精气化生为黑色。

【解读】

《素问·六节脏象论》说：“天食人以五气，地食人以五味。五气入鼻，藏于心肺，上使五色修明，声音能彰；五味入口，藏于肠胃，味有所生，以养五气，气和而生，津液相成，神乃自生。”人体从鼻吸入自然界的五种精气，从口进食大地供养的五味食物，共同滋养人身的脏腑气血、四肢百骸。五脏精气上荣于面部，对应五行表现为五种颜色。正常情况下，每个人的面色也不尽相同，而是和每个人的体质有关。如《内经》中按照五行划分不同的体质，表现为不同的面色，如木行人的面部略带青色，但其不失光泽滋润。

【原文】

脏色为主，时色为客。
春青夏赤，秋白冬黑。
长夏四季，色黄常则。
客胜主善，主胜客恶。

〖注〗此明四时不病常色之诊法也。五脏之色，随五形之人而见，百岁不变，故为主色也。四时之色，随四时加临，推迁不常，故为客色也。春气通肝，其色当青；夏气通心，其色当赤；秋气通肺，其色当白；冬气通肾，其色当黑；长夏四季之气通脾，其色当黄，此为四时常则之色也。主色者，人之脏气之所生也。客色者，岁气加临之所化也。夫岁气胜人气为顺，故曰客胜主为善。人气胜岁气为逆，故曰主胜客为恶。凡所谓胜者，当青反白，当赤反黑，当白反赤，当黑反黄，当黄反青之谓也。

【提要】此节阐述通过本色与客色的胜负关系推测疾病的顺逆。

【白话文】

五脏本色为主色，随四季变化而出现的面色为客色。春季的客色为青，夏季为赤，秋季为白，冬季为黑，长夏四季为黄。按照五行对应关系，客色克主色则病情预后为顺，主色克客色则病情预后为逆。

【解读】

中医学认为，人与自然是一个统一体，人体的变化与自然界的变化密切相关。由于四时气候不同，就会出现不同的四时面色，这称为客色。春气通肝，其色当青；夏气通心，其色当赤；秋气通肺，其色当白；冬气通肾，其色当黑；长夏四季之气通脾，其色当黄，这是面色随四季所产生的正常变化。主色，根据人的形质的不同(即所谓五形之人)，体现出不同脏气之色。如金形之人，肺气盛，面色一般是微白而润泽；土形之人，脾气盛，面色一般微黄而润泽等。因中国人属于黄种人，面色都以黄为底色，故金形之人，面色是黄中微微带白而润泽，土形之人，面色是黄中带黄而润泽。

面色随四季变化而表现的客色是否符合上述规律，能够反映人体的健康状况。如金形之人，平时面色以黄润带白为底色，到春季就稍稍带青，到了夏季就微微泛红，到了秋季就白色更为明显，到了冬季，客色为黑，面色就表现为白色减轻，长夏四季之气通脾，客色均可显现黄色，故到了长夏，面色就表现为黄色更盛而略带白色。其他形质之人面色变化以此类推。这是人的面色随着四时变化应有的正常现象，因此说“客胜主善”。否则，如果面色并不随当令时气转变，而出现与之五行属性相克的客色。如金形之人，平时面色以黄润带白为底色，到了春季，本应略带属木的青色，反出现属金的白色，面色表现为黄润而白色更为明显（金克木），是不正常的现象，因此说“主胜客恶”。其他季节以此类推。

临床实践中，根据面色的变化，判定属“客胜主”，为善，说明人体正气充足，健康状况良好，即使患病，病情也较为轻浅，预后为佳；若判定属“主胜客”，为恶，即使无病，也说明健康状况不佳，一旦患病，则易病情较重，治疗较难。

【原文】

色脉相合，青弦赤洪。
黄缓白浮，黑沉乃平。
已见其色，不得其脉。
得克则死，得生则生。

〖注〗此明色脉相合相反，生死之诊法也。凡病人面青脉弦，面赤脉洪，面黄脉缓，面白脉浮，面黑脉沉，此为色脉相合，不病平人之候也。假如病人已见青色，不得弦脉，此为色脉相反，主为病之色脉也。若得浮脉，是得克色之脉，则主死也；得沉脉，是得生色之脉，则主生也。其余他色皆仿此。

【提要】此节阐述通过色脉合参来判断疾病的顺逆。

【白话文】

望面色与诊脉相互参合，面青与脉弦、面赤与脉洪、面黄与脉缓、面白与脉浮、面黑与脉沉都是色脉一致的正常人。见到某种面色，而未出现五行属性相应的脉象，这是色脉相反。具体而言，如果脉象的五行属性克面色的五行属性则为死症，如果脉象的五行属性生面色的五行属性则病情预后良好。

【解读】

中医学依据五行理论，将五脏、五色及脉象等进行五行属性归类。脉色五行属性相同，是正常的表现（仅是微有其色其脉），即使患病（太显则为病色病脉），也提示病情预后较好。如面见青色而现弦脉，属色脉相合，是正常人的表现或者病情轻浅。若脉色五行属性不应，则属反常，而反常之中有病情变化迟速的区别。古人认为按色脉五行属性，色克脉者其死速，脉克色者其死迟；色生脉者其愈速，脉生色者其愈迟。但《望诊遵经》的作者认为，五脉的变化有是否显著、五色有浅深的区别，五脏病有虚实病性的差异。根据色脉生克预测病情，可概况为，相克者死，相生者生。色脉相应而无太过不及的是健康之人（即上述色脉仅微微而见），虽相应而有太过不及的情况就是病态。脏病多出现色脉相克的表现，腑病多出现色脉相生的情况。临床实践中发现，脏病重于腑病，腑病预后较脏病更佳。

还要注意的是，脉象和面色都会受到季节变化与体质等因素的影响，因此，临证时根据色脉情况推断病情预后，要结合具体情况、整体审察，否则容易以偏概全，出现误诊。

【原文】　新病脉夺，其色不夺。
久病色夺，其脉不夺。
新病易已，色脉不夺。
久病难治，色脉俱夺。

〖注〗此以色脉相合，诊病新久难易之法也。脉夺者，脉微小也。色夺者，色不泽也。新病正受邪制，故脉夺也。邪受未久，故色不夺也。久病受邪已久，故色夺也。久病不进，故脉不夺也。若新病而色脉俱不夺，则正不衰而邪不盛也，故曰易已。久病色脉俱夺，则正已衰而邪方盛也，故曰难治。

【提要】此节阐述色脉变化结合病程长短来判断治疗的难易程度。

【白话文】

病证新起，脉象出现变化较早，而面色尚无明显变化，仍有光泽；久病者面色无华，而病脉无明显波动。病证新起，若患者面有光泽而脉象正常，则病易痊愈；病程较长，若患者面色无华而脉象无神无力，则病难治愈。

【解读】

新病刚起，邪气方盛，正邪搏斗，脉象变化较明显，但气血尚未明显受损，故面色仍具光泽。久病之人，正邪斗争持续时间较长，气血消耗较为明显，所以表现为面色无华，而正邪斗争不剧烈，脉象波动不明显，长期保持相同的病脉。如果病证新起，若患者面有光泽而脉象正常，提示正气充盛，邪气不亢，正易胜邪，故病易痊愈。若患者久病，面色无华而脉象无神无力，提示正气亏虚，邪气亢盛，正难胜邪，则病难治愈。因此可知，面部光泽的变化，主要反映气血的盈亏状态，脉象波动的程度，可反映邪正斗争剧烈与否。

所以，新病面色无华提示气血亏虚，正气难胜邪气，虽病程短，病仍属难治；久病面尚有华，提示气血不亏，病脉平稳，说明邪气不盛、正能抗邪，病程虽久，仍属可治。总之，疾病的难治与否，可以通过结合病程、面色和脉象来判断，主要取决于正邪斗争胜负的发展趋势。

【原文】

色见皮外，气含皮中。

内光外泽，气色相融。

有色无气，不病命倾。

有气无色，虽困不凶。

〖注〗此以五色合五气之诊法也。青、黄、赤、白、黑，显然彰于皮之外者五色也，隐然含于皮之中者五气也。内光灼灼若动，从纹路中映出，外泽如玉，不浮光油亮者，则为气色并至，相生无病之容状也。若外见五色，内无含映，则为有色无气。经曰：色至气不至者死。凡四时、五脏、五部、五官百病，见之皆死，故虽不病、命必倾也。若外色浅淡不泽，而内含光气映出，则为有气无色。经曰：气至色不至者生。凡四时、五脏、五部、五官百病，见之皆生，故虽病困而不凶也。

【提要】此节阐述通过面色和光泽来预测疾病的转归。

【白话文】

面部的颜色显露于表皮之外，精气隐含于皮肤之内。皮肤显现光明、润泽，即为气色荣润。如果面色正常，但缺乏光明润泽，虽然没有明显病痛，但是很容易发生猝死。如果面有病色，但面部容光焕发，即使病痛明显，也没有生命危险。

【解读】

望面色，包含颜色和光泽两方面。颜色（包括青赤黄白黑五种，故称五色）是显露在皮表的；五气是隐于皮内而表现于外的光泽。在正常情况下，皮外有五色，皮内有润泽之气隐隐从皮肤纹理之间透映出来，说明“气色并至”，是正常的无病容貌。若是皮外见五色，而皮内没有润泽之气隐约透映，属于“有色无气”，即使当前未出现明显症状，也须及时就医，否则一旦发病，就难以挽回。故《黄帝内经》曰：“色至气不至者死。”若患者病色不符（如肝病未见面青），但面部容光焕发，即使病情表现较重，不易治疗，一般也不会出现生命危险。

色属阴主血，常反映血液的盈亏与运行情况；泽属阳主气，常反映脏腑精气的盛衰。因此，相比较而言，光泽比面色更为重要。不论面色为何，凡无光泽者，均属病重，预后较差。

除此之外，预测疾病的轻重与转归，还要综合整体望诊的神色（精神气色）。例如，若是患者色脉异常，但神志清楚，言语清晰，两目精彩，神采奕奕，提示正气尚足，即使有病也不凶险；反之，若患者精神萎靡，目无光彩，即使色脉没有明显异常，也提示病情危重凶险。

【原文】 缟[1]裹雄黄，脾状并臻[2]。

缟裹红肺，缟裹朱心。

缟裹黑赤，紫艳肾缘。

缟裹蓝赤，石青属肝。

〖注〗此明气色并至，容状之诊法也。缟，白罗也。如白罗裹雄黄，映出黄中透红之色，是脾之气色并至之容状也。如白罗裹浅红，映出浅红罩白之色，是肺之气色并至之容状也。如白罗裹朱砂，映出深红正赤之色，是心之气色并至之容状也。如白罗裹黑赤，映出黑中透赤，紫艳之色，是肾之气色并至之容状也。如白罗裹蓝赤，映出蓝中扬红，石青之色，是肝之气色并至之容状也。

【提要】此节阐述正常五脏气色并至的表现。

【注释】

①缟［gǎo］，音稿，古代一种白色的、未经染色的丝绢。

②臻［zhēn］，音珍，达到的意思。

【白话文】

脾脏气色并至的样子，就如同用白丝绢包裹雄黄而显露出来的颜色；肺脏气色并至的样子，就如同用白丝绢包裹着浅红而透露出来的颜色；心脏气色并至的样子，就如同用白丝绢包裹朱砂而显露出来的颜色；肾脏气色并至的样子，就如同用白丝绢包裹黑赤色而显露出的紫艳色；肝脏气色并至的样子，就如同用白丝绢包裹蓝赤色而显露出的石青色。

【解读】

五脏应五色，肝心脾肺肾，青赤黄白黑。正常情况下，各色显露之时均应具有隐隐的光亮且不过分暴露。古人以白色的丝绢包裹的状态来说明这种光亮和色彩隐含的情形。原文中的雄黄、朱砂等只是为了说明颜色的特点，并不是临床可见到明显的这些颜色。事实上，正常人的面色都应该是隐现而不太过于显露，否则即为病色。

【原文】　青如苍璧，不欲如蓝。
赤白裹朱，衃[1]赭[2]死原。
黑重漆炲[3]，白羽枯盐。
雄黄罗裹，黄土终难。

〖注〗此明四时百病，五脏、五部、五官、五色生死之诊法也。苍璧，碧玉也。蓝，蓝靛叶也。经曰：青欲如苍璧之色，即石青色，生青色也。不欲如蓝，即靛叶色，死青色也。衃血，死血也。赭，代赭石也。经曰：赤欲如白裹朱，即正赤色，生红色也。不欲如衃、赭，即死血、赭石之色，死红色也。重漆，光润紫色也。炲，地上苍枯黑土也。经曰：黑欲如重漆，即光润紫色，生黑色也。不欲如炲，即枯黑土色，死黑色也。白羽，白鹅羽也。枯，枯骨也。盐，食盐也。经曰：白欲如鹅羽，即白而光泽如鹅羽之色，生白色也。不欲如枯盐，即枯骨、食盐之色，死白色也。经曰：黄欲如罗裹雄黄，即黄中透红之色，生黄色也。不欲如黄土，即枯黄土之色，死黄色也。

【提要】此节进一步比较善色和恶色的区别。

【注释】

①衃［pēi］，音胚，衃血，瘀血，指代紫黑色。

②赭［zhě］，音者，赭石，一种矿物，指代红棕色。

③炲［tái］，音台，同“炱”，烟气凝积而成的黑灰，指代黑色。

【白话文】

正常情况下，青应当是像碧玉的青，而不能近似蓝靛叶的颜色；赤应当是正赤色，像白丝绢包裹朱砂的颜色，而不能像赭石、死血那样的红而发黯；黑应当是像重漆那样的光润紫色，而不能像煤烟熏灼的枯黑色；白应当像鹅毛那样白而光亮，不能像枯盐一样；黄应当黄中透红，像白丝绢包裹雄黄那样，而不能像枯黄土之色。

【解读】

临床实践中，可以根据面部、五官等部位色泽的善恶判断疾病的预后。主要依据气色至与不至。气至色不至，虽病而不凶，色至气不至，虽不病而凶。主要就是根据色中是否隐隐含有五气，面色显示出容光润泽之气。

【原文】

舌赤卷短，心官病常。
肺鼻白喘，胸满喘张。
肝目眦[1]青，脾病唇黄。
耳黑肾病，深浅分彰。

〖注〗此以五色合五官主病虚实之诊法也。舌者，心之官也；舌赤，心之病也。色深赤焦卷者，邪实也；色浅红滋短者，正虚也。鼻者，肺之官也，鼻白，肺之病也。色浅白，喘而不满者，正虚也；色深白，喘而胸满者，邪实也。目者，肝之官也；目眦青，肝之病也。色深青者，邪实也；色浅青者，正虚也。口唇者，脾之官也；唇黄，脾之病也。色深黄者，邪实也；色浅黄者，正虚也。耳者，肾之官也；耳黑，肾之病也。色深黑者，邪实也；色浅黑者，正虚也。所谓深浅分彰者，即下之所谓浅淡为虚，深浓为实，分明彰显也。

【提要】此节阐述通过五官形色变化判断五脏的虚实病性。

【注释】

①眦［zì］，音字，指眼角。

【白话文】

舌为心之官，舌红、舌卷、舌短都是心病常见表现。鼻为肺之官，气喘、胸满、张口呼吸都是肺病常见表现。目为肝之官，眼角发青是肝病常见表现；唇为脾之官，嘴唇发黄是脾病常见表现；耳为肾之官，两耳发黑是肾病常见表现。五官依据五行配属五色，可根据其颜色的深浅来判断病性的虚实。

【解读】

五官配属五脏。舌为心之官，舌红、深红或焦干甚至卷缩为邪气盛实，为心之实证，常见心火盛、热入血分、痰热蒙蔽心包等；舌色浅、舌体短而痿软主心虚，常见心血虚、气血两虚甚至阳虚等。鼻为肺之官，鼻色浅白而气喘、气短少气，但无胸闷，为肺虚，常见肺气虚；鼻色深白、气喘胸满为实证，常见痰湿壅肺、水饮停肺、风寒袭肺等。目为肝之官，眼角发青色深，为肝血瘀结、肝风内动等实证，眼角发青色浅者为肝血虚、肝气虚等虚证。唇为脾之官，嘴唇发黄色深，为脾之实证，常见脾胃湿热、脾经郁火等，嘴唇黄而色浅，为脾虚证。耳为肾之官，两耳发黑色深，为实证，常见肾经血瘀、水饮内停等；耳浅黑为肾虚证。五官反映五脏主病，主要是以色的浅深来诊断脏病的虚实。大致说来，五官的色泽较正常色泽为深的，多属实证；较正常色泽为浅的，多属虚证。

【原文】 左颊[1]部肝，右颊部肺。

额心颏[2]肾，鼻脾部位。

部见本色，深浅病累。

若见他色，按法推类。

〖注〗此以五色合五部，主虚、实、贼、微、正，五邪之诊法也。左颊，肝之部也。右颊，肺之部也。额上，心之部也。颏下，肾之部也。鼻者，脾之部也。本部见本色，浅淡不及，深浓太过者，皆病色也。假如鼻者，脾之部位，见黄本色，则为本经自病，正邪也。若见白色，则为子盗母气，虚邪也。若见赤色，则为母助子气，实邪也。若见青色，则为彼能克我，贼邪也。若见黑色，则为我能克彼，微邪也。所谓按法推类者，谓余藏准按此法而推其类也。

【提要】此节阐述以五色配合面部的五脏分属，来诊断虚邪、实邪、贼邪、微邪、正邪的方法，用以判断疾病的癥结所在。

【注释】

①颊［jiá］，音夹，指脸的两侧。

②颏［kē］，音科，指下巴。

【白话文】

左侧脸属肝的分部，右侧脸属肺的分部，额头属心的分部，下巴属肾的分部，鼻属脾的分部。各自分部出现相应的本脏色为本色，为正邪，可进一步按照颜色浅淡深浓来区分虚实。如果本部出现其他脏的颜色，就按照五行生克乘侮来判断邪之微、贼，推测病情预后。

【解读】

五脏在面部各有分部，各分部按五脏所属都有本脏的一定颜色。额心赤、左肝青、鼻脾黄、右肺白、下肾黑，其颜色是深浅适度的。如果出现了比正常的本脏色更浅淡或更深浓，都属于病色。本部见本脏病色为正邪，如鼻部见脾脏病色的黄色，为正邪。但如果鼻部见白色为金之色，脾土生肺金，属子盗母气之病，为虚邪。如果鼻部出现赤色为火之色，心火生脾土，属母助子气之病，为实邪。如果鼻部出现青色为木之色，肝木克脾土，属彼能克我之病，为贼邪。如果鼻部见黑色为水之色，脾土克肾水，为我能克彼之病，为微邪。这样就可以根据鼻部的五色异常来判断疾病癥结于何脏，例如鼻见青色为癥结在肝。其余脏余部均按此法类推。

【原文】 天庭面首，阙上喉咽，阙中印堂，候肺之原。
山根候心，年寿候肝，两傍候胆，脾胃鼻端。
颊肾腰脐，颧下大肠，颧内小腑，面王子膀。
当颧候肩，颧外候臂，颧外之下，乃候手位。
根傍乳膺，绳上候背，牙车下股，膝胫足位。

〖注〗此以上部候头，下部候足，中部候藏腑，合五色主病之诊法也。阙中者，两眉之间，谓之印堂，中部之最高者，故应候肺之疾也。印堂之上，名曰阙上，阙上至发际，名曰天庭。天庭为上部之上，故应候头面之疾也。阙上为上部之下，故应候咽喉之疾也。山根者，两目之间，即下极也，在肺下之部，故应候心之疾也。年寿者，下极之下，即鼻柱也，在心下之部，故应候肝之疾也。面傍者，年寿之左右，胆附于肝，故应候胆之疾也。鼻端者，年寿之下，谓之面王，即准头鼻孔也，在肝下之部，故应候脾之疾也。鼻孔者，即方上也，脾胃相连，故应候胃之疾也。耳前之下，谓之两颊，四藏居腹而皆一，惟肾居脊而有两，故两颊应候肾之疾也；与腰脐对，故又应候腰脐之疾也。颊内高骨，谓之两颧之下，在肾下之部，故应候大肠之疾也。颧内者、即两颧之内也，小腑者，谓小肠之腑也，小肠在大肠之上，故应候之也。准头上至于庭，皆谓之明堂，准头下至于颏，皆谓之面王。面王者、即人中承浆之部也。膀胱者、肾之腑也，子处者、即精室血海也，皆居肾之下，故面王应候子处膀胱之疾也。此藏腑上下、内外之部位也。

五部以颏候肾者，以水居极下，且子处中通两肾也。以天庭候心者，以火居极上故也。以左颊候肝者，以木位居左故也。以右颊候肺者，以金位居右故也。以鼻候脾者，以土位居中故也。当颧者，当两颧骨之部也。颧为骨之本，而居外部之上，故应候肩之疾也。肩接乎臂，故颧骨之外，应候臂之疾也。臂接乎手，故颧外之下，应候手部之疾也。根傍者，山根两傍，两目内眦之部也，而居内部之上，故应候膺乳胸前之疾也。两颊候腰肾，颊外从颊骨上引曰绳骨，故应候背之疾也。颊外从颊骨下引曰牙车骨，故应候股下膝胫足部之疾也。此肢体上下、内外之部位也。

【提要】此段阐述面部分部对应脏腑及四肢的对应关系。

【白话文】

发际到眉心，从上往下分为天庭、阙上、阙中（即眉心，印堂穴所在），分别反映头面部、咽喉和肺的病情。两目中间为山根，反映心的病证，鼻梁部反映肝病，鼻梁两侧反映胆病，鼻头部反映脾病，鼻头两侧的鼻翼反映胃病。耳前的两侧面部反映肾和腰脐病变，颧骨下方反映大肠病变，颧骨内侧反映小肠病变，人中往下的部位反映子宫、膀胱病变。颧骨反映肩部病变，颧骨往外侧反映手臂病变，再往下反映手部病变。两眼睛内角反映膺乳胸前的病变，从两颊外侧向上，相当额部两侧的转角处，叫做绳骨，反映背部疾病，向下至颊骨下方，叫牙车骨，是反映下肢、股、膝、胫、足疾患的部位。

【解读】

此段面部脏腑对应部位，总体来说，以额部主头面，五脏除肾外，肺、心、肝、脾依次向下安排在中央，六腑则排列两侧，肢节又居于六腑之外。当脏腑有病时，可在面部对应的区域出现色泽的改变，观察面部不同区域的色泽变化，有助于判断病变的具体脏腑定位。然而，疾病变化十分复杂，所以，对面部脏腑分部的望诊不能过于机械，一定要结合患者的不同病情灵活运用，并将面部色诊、分部色诊和其他四诊资料综合起来分析判断。

【医案助读】

鼻梁变色的病例

崔某，女，53岁，2018年3月15日就诊。

主诉：胃部疼痛反复3年，再发伴呕吐1月余。

现病史：3年前无明显诱因出现上腹部疼痛，夜寐时发作，约在半夜2~3点，胃镜提示“浅表性胃炎”，每次服抗生素（具体不详）可缓解，最近于2018年2月8日在当地查胃镜提示“非萎缩性胃炎伴胃窦糜烂，Hp 阳性”，服西药后仍发作中脘部、或胁下痛，肝胆彩超：无异常发现；现夜寐时发作一过性胃脘部痛，侧身即可缓解；偶有烧心感，食欲尚可，食量一般，稍多食则上腹部胀、呕吐，无反酸，嗳气则胃脘部觉舒；咽干梗阻感，需清嗓；夜醒口干；昼日稍口干，素饮水少；大便欠畅，3～4 天一解，质干，不尽感，小便无所苦，偏黄；夜寐安稳；下肢沉重感；48 岁绝经；素月经提前 1 周，经色红，有血块，痛经史；白带正常；睡时偶手发麻；劳累易头晕，休息后缓解。

既往史：无其他重大病史。青霉素过敏史。

望诊：面色暗黄，鼻梁暗斑；咽淡红，后壁黏膜隆起；舌淡红略暗，尖红，纵裂纹；苔白底浮黄，较厚腻。

切诊：脉略细弦缓，略涩（左甚）；寸略浮；尺偏弱。中脘部深压略痛、较韧。

中医诊断：胃痛。证候诊断：阴血素虚；脾气虚；湿邪郁热，少阳表里相兼。木乘土。

护理宜忌：禁止食用辛辣油炸煎烤卤菜类；忌水果牛奶。

处方：柴胡 10g　炒白芍 10g　炙甘草 10g　炒枳壳 10g　藿香 10g　紫苏梗 10g　陈皮 10g　茯苓 15g　法半夏(打碎) 10g　枇杷叶 15g　瓜蒌皮 10g　黄连 3g　8 剂　水煎沸 30 分钟　一日一剂，一日 2 次，饭后温服。

二诊：服第 1 剂时仍上腹部痛，约半夜 1～2 点，未看表。后未再痛，仍下肢沉重、头眩，咽喉梗阻感，喝水可缓解，吞咽无异常。望诊：面色暗黄减。鼻梁色暗。

处方：柴胡 10g　炒白芍 10g　炙甘草 10g　炒枳壳 10g　藿香

10g　紫苏梗 10g　陈皮 10g　茯苓 15g　法半夏(打碎) 10g　枇杷叶 15g　瓜蒌皮 10g　黄连 3g　薏苡仁 15g　百合 15g

12 剂，水煎沸 30 分钟。一日一剂，一日 2 次，饭后温服。随访至今，胃脘痛未复发。

此病例的“木乘土”的诊断在面色即有体现：面色暗黄，病在脾、有湿邪，鼻梁暗斑，病在肝。二诊时面色暗黄减轻，但鼻梁的异常色未变，癥结在肝。

【原文】

庭阙鼻端，高起直平。
颧颊蕃蔽，大广丰隆。
骨胳明显，寿享遐龄。
骨胳陷弱，易受邪攻。

〖注〗此明五官、五部、强弱、寿夭之诊法也。天庭阙中至鼻之端，皆高起直平，面颧、两颊、蕃蔽、耳门，皆大广丰隆，去之十步，皆见于外，则为骨胳明显也。其人不但不病，且享遐龄之寿也。若天庭、颧、颊、耳门诸处，骨卑肉薄，则为骨胳陷弱也。其人不但不免于病，且不寿也。

【提要】此节阐述根据面部五官及各分部的高低强弱走势来判断健康状况及寿命长短。

【白话文】

从额头往下到鼻头，高低有致，两颧骨、腮部、耳前部均宽阔饱满。在十步的距离观察，显得骨骼明显，就是健康长寿之人，否则看起来骨骼柔弱、肌肉凹陷，就容易生病且不长寿。

【解读】

从额头到鼻头的面部中央区域，该宽阔的地方应该平直，该高起的地方就应该丰隆饱满，这是健康长寿的面相。在面部周边的区域，颧骨、两颊、耳前等骨骼突出有致，肌肉饱满方为健康长寿之相。否则就是体弱易病之躯，且难长寿。观察这些内容，都需要在距离大约十步的地方才比较准确，现代著名中医学家蒲辅周也提到过望面部应该在距病人十步的地方观察，才能比较准确。

【原文】

黄赤风热，青白主寒。
青黑为痛，甚则痹挛。
㿠[1]白脱血，微黑水寒。
萎黄诸虚，颧赤劳缠。

〖注〗此以五色随其所在五官、五部、内部、外部、上部、下部主病之诊法也。黄赤为阳色，故为病亦阳，所以主风也，热也。青白黑为阴色，故为病亦阴，所以主寒也，痛也。若黑甚，在脉则麻痹，在筋则拘挛。㿠白者，浅淡白色也，主大吐衄、下血、脱血也；若无衄吐下血，则为心不生血，不荣于色也。微黑者，浅淡黑色也，主肾病水寒也。萎黄者，浅淡黄色也，主诸虚病也。两颧深红赤色者，主阴火上乘，虚损劳疾也。

【提要】此节阐述了结合五色、五官、五部等来判断不同面色的主病。

【注释】

①恍，当为“晄 huǎng”。

【白话文】

面见黄或赤色，主风邪、热邪，面见青或白色，主寒邪，青或黑主痛症，严重的提示痹症痉挛。面色皖白为大出血之症或血亏证，面色淡黑为寒水，痿黄为多种虚证的面色。两颧深红赤色者，为虚损劳疾。

【解读】

因黄赤为阳色，所以主病也为阳，从六淫角度讲，黄赤提示风、热、火邪。这时出现的黄色应该是黄而鲜亮。与主虚证的淡黄而无华的痿黄区别。面色淡黄无华为多种虚证，可见气血两虚、脾虚湿阻、血虚等。青白为阴色，所以主病也为阴，提示寒邪为病。从病症角度，青黑面色提示痛症，甚至是经脉的痹痛痉挛，这是因为青黑面色多提示血脉不通，因此在症状上表现出疼痛。这种青色也可见于唇口，见于心脏病患者；若是真心痛（急性心梗）还可见手足发青而冷。面色晄白提示大失血，可能为吐血、呕血、月经量过多、甚至内脏出血等，或者因心不能生血而产生的血亏证。面见淡黑为水邪停聚，结合前面深浅定虚实，此时当有肾虚的病变存在。两颧深红为病入阴分，提示虚劳病久，虚热上冲的现象。还可结合五官颜色，例如鼻头青，主腹痛，可能由于寒邪直中，或是木气乘土所致。

【原文】视色之锐，所向部官。

内走外易，外走内难。

官部色脉，五病交参。

上逆下顺，左右反阽[1]。

〖注〗此以五色传乘官部之诊法也。色之尖处为锐。凡病相传相乘，当视其色之锐处所向何官、何部，则知起自何官、何部，传乘何部、何官，生克顺逆，自然明矣。锐处向外，是内部走外部，则为藏传腑，腑传表，易治之病也。锐处向内，是外部走内部，则为表传腑，腑传藏，难治之病也。内走外走，固有难易，然更当以五部、五官、五色、五脉、五病交相推参，则又有微甚生死之别焉。凡病色从下冲明堂而上额，则为水克火之贼邪，故逆也。从上压明堂而下颏，则为火侮水之微邪，故顺也。反，相反也。阽，危也。男子以左为主，女子以右为主。男子之色，自左冲右为从，自右冲左为逆。女子之色，自右冲左为从，自左冲右为逆。逆者相反也，相反故危也。前以内外部位分顺逆，后以上下、左右分顺逆，不可不知。

【提要】此节阐述根据五色的走向来判断疾病的预后。

【注释】

①阽［diàn］，音店，危险。

【白话文】

面色分布的形状，其形状的尖角处称之为锐，观察锐所指向的五官五部，可以推测病情的顺逆。尖处指向面部外侧，疾病容易治疗，尖处指向面部内侧，疾病难以治疗。更要结合五部、五官、五色、五脉、五病交相推参，病色从上压明堂而下颏，为顺；病色从下冲明堂而上额，为逆。还有就是根据男女性别不同，尖处左右指向不同而有病情顺逆的不同。

【解读】

“上下、左右、外内”都属于部位的名称。外内根据前段论述，五脏处于中央属内，六腑挟其两旁属外，从面色的尖处所指来推测病情轻重，如尖处指向外，即从面部中央指向两侧为脏病转腑，说明病情在好转或疾病容易治疗，反之为难治。人身上清而下浊，清灵之躯不易容邪。按照前节面部分部对应人体部位，面部上以候上、中以候中、下以候下，表现为面部色素逐渐下行，好像云雾消散，符合上清下浊的生理，说明病邪退却，可以预测它在好转，所以讲从上经过明堂而下颏为顺；反之则为病邪加重。而面部左右是因为男女不同，男性以左为主，所以面色从左指向右为顺，反之为逆；女性则正好相反。

【原文】

沉浊晦暗，内久而重。
浮泽明显，外新而轻。
其病不甚，半泽半明。
云散易治，抟聚难攻。

〖注〗此以五色晦明聚散，别久、重、新、轻之病，易治、难治之诊法也。色深为沉，主病在内，若更浊滞晦暗，主久病与重病也。色浅为浮，主病在外，若得光泽明显，主新病与轻病也。若其色虽不枯晦，亦不明泽，主不甚之病也。凡诸病之色，如云撤散，主病将愈，易治也；抟聚凝滞，主病渐进，难治也。上以内外、上下、左右分顺逆，此以浅深、晦明、聚散分顺逆也。

【提要】此节阐述以面色的浮沉、明晦、聚散等不同情况来分辨疾病的新久、轻重、难治、易治。

【白话文】

面色沉提示病在内，如果又晦滞暗浊则为久病重病。面色浮提示病浅在外，如果伴有光明润泽则为新病轻病。如果面色虽不枯燥晦滞，但也不光明润泽，说明病不重也不轻。依据病色，面色聚集的为久病而难治，面色弥散的为新病就容易治疗。

【解读】

这种以面色的浮沉推测病情的深浅内外及依散抟分新久的方法在临床是综合运用的，而且临床事实也是面色变化会同时出现多个特点。面色浮沉的原理和切脉以浮沉分表里同一意义。病邪表浅，正气尚能与之抗衡，正常运行于外，所以脉浮色亦现浮。病邪深入内部，正气不能与之抗衡，很难自求外达，所以脉沉色亦见沉。色浮一般是皮肤比较光薄清润，沉的一般是皮肤比较苍厚晦滞。散是弥漫散布，面色看起来没有显著的边际，抟是聚着一处，隐隐有它的一定的界限。色云散易治是因为其常属初感病邪，病势尚浅，漂浮而未稳定；而色素凝聚，常属得病已久，病势深入滞着而渐趋顽固。

另清代汪宏根据《灵枢·五色》的论述，在《望诊遵经》中归纳的色诊要领，称之为“望色十法”，是指望色的浮、沉、清、浊、微、甚、散、抟、泽、夭，分别判断疾病的表、里、阴、阳、虚、实、新、久、轻、重。它既是临证察色的要领，也是观察面色动态变化的法则。

【原文】 黑庭赤颧，出如拇指。

病虽小愈，亦必卒死。

唇面黑青，五官黑起。

擦残汗粉，白色皆死。

〖注〗此明非常之色，诊人暴死之法也。出如拇指，谓成块成条，抟聚不散也。黑色出如拇指于天庭，赤色出如拇指于两颧，此皆水火相射之候，故病者虽或小愈，亦必卒然而死也。病者唇面青黑，及五官忽起黑色白色，如擦残汗粉之状，虽不病，亦皆主卒死也。

【提要】此节阐述特殊面色提示猝死的诊法。

【白话文】

天庭色黑成条成块、两颧色深红成条成块，及病色抟聚有明显界限的，病情虽然稍有缓解，但必然会猝死。面唇见青黑色，五官突然见黑色或白色，就如同白粉擦拭后残留下的颜色，颜色界线分明，都提示猝死。

【解读】

特殊面色提示猝死的诊法在临床上有一定的参考价值。例如，天庭属火，但见水色——黑色，为肾水克心火，或者两颧金部反见火色——红色，同时这种颜色抟聚如条如块，界线分明，均提示着会发生猝死。面唇突然出现青黑色，五官出现犹如白粉擦拭后遗留的色彩，都是猝死的信号。颧部出现如拇指大一小块状的赤色，常见心火刑肺金的痨病。

【原文】善色不病，于义诚当。
恶色不病，必主凶殃。
五官陷弱，庭阙不张。
蕃蔽卑小，不病神强。

〖注〗此明见其色不见其病之诊法也。善色者，气色并至之好色也，其人于理当不病也。恶色者，沉深滞晦之色也，其人即不病，亦必主凶殃也。凶殃者，即相家所谓红主焦劳口舌，白主刑罚孝服，黑主非灾凶死，青主忧讼暴亡之类也。五官陷弱者，谓五官骨陷肉薄也。庭阙不张者，谓天庭、阙中不丰隆张显也。蕃蔽卑小者，谓颊侧耳门卑低不广也。此皆无病而有不寿之形，若加恶色，岂能堪哉！其有不病者，必其人神气强旺素称其形也。

【提要】此节阐述根据面色的善恶及五官的厚薄判断人体健康状况。

【白话文】

人的面色光明润泽，按理是不会生病的。若面色沉深滞晦，即使还没有生病，也提示着不好的事情要发生。头面五官肉薄、骨骼不显、额头眉心不饱满舒张、颊侧耳门部位低陷狭小的人，都是不会长寿的，即使他们不生病也是因为素来精气强盛而生来就是这样的形貌。

【解读】

善色就是前面讲到的气色并至的面色，显示出光明润泽之象，这样的面色是健康人的表现，因此按一般规律是不生病的，即使生病也较轻浅而容易治疗。恶色即沉深滞晦的面色，即使当时没生病，也提示着不好的事情要发生，一旦生病也是比较重大的疾病。从面部五官的形势厚薄可以看出一个人的健康状况及寿命长短，如果五官肌肉浅薄、骨骼不显，额头眉心不饱满、颊侧耳门部位低陷狭小，这些都是不长寿的体格，这样的人经常生病。但是也不能完全看五官形势，也有骨骼肌肉不丰硕饱满而身体健康的，但他们面色都是光明润泽的，说明精气还是充足的，只是生来骨骼不那么强健。因此，健康的标志重点在于面色荣润光明。

【原文】　肝病善怒，面色当青。
左有动气，转筋胁疼。
诸风掉眩，疝病耳聋。
目视𥇀𥇀[1]，如将捕惊。

〖注〗此下五条，皆明色病相合，本藏自病，虚实之诊法也。怒者，肝之志，故病则好怒也。青者，肝之色，故病则面色当青也。肝之部位在左，故病则左胁有动气而胁疼也。肝主筋，故病则转筋也。掉者，动摇抽搐也。眩者，昏黑不明也。肝主风，故病则掉眩也。疝主肝，故病疝也。肝与胆为表里，故病耳聋也。此皆肝实之病。若肝虚，则目视𥇀𥇀无所见，以肝开窍于目也。肝虚则胆薄，故不时而有如人将捕之惊也。

【提要】此节阐述肝病的面色及常见临床表现。

【注释】

①𥇀［máng］，音忙。𥇀𥇀，昏花不清。

【白话文】

肝病常见发怒，面色发青，左胁部疼痛而有窜动感，肢体转筋而痛。风证、动摇抽搐的病症、头晕眼黑、疝气、耳聋、视物昏花不清、胆小易惊像是要被逮捕一样担惊受怕的病症，都与肝病有关。

【解读】

《素问·阴阳应象大论》“……肝生筋……肝主目……其在天为风，在地为木，在体为筋，在脏为肝，在色为苍，……在窍为目，在味为酸，在志为怒。……”。这节文字是说明肝脏的生理功能和病理变化。根据肝的生理病理情况和五脏与精神活动的关系来说，怒是肝的情志变化。生理上，这种情志是一种“被激励、振奋、被鼓舞”的感觉，很轻微的怒，当其太过则表现为容易发怒、易激动；青（苍）是肝的色泽，所以肝病面见青色。肝的实体居于右，肝的气化行于左，所以身体的左侧发生病变与肝有关。肝主筋（筋是富有弹性、有韧性、可伸缩的有力量的肌肉，主要是骨骼肌），肝病则转筋（肌肉痉挛）。肝主风，《内经》说：“诸风掉眩，皆属于肝”，掉是动摇抽搐，眩是头晕眼目昏黑，掉眩的症状，多是肝病。疝主肝，疝多与筋病有关，而肝主筋，疝多是肝经病变所致。由于肝与胆相表里，而胆经有分支进入耳内，所以肝病就能出现听觉减退甚至耳聋。以上所说的，都是临床上常见的肝实证。

肝开窍于目，肝藏血，所以肝虚的病，血不养目，常见视物昏花不清；由于肝虚而影响到胆亦薄弱，所以还有胆小易惊的表现，出现一种好像做了坏事，有人要来捕捉自已一样的害怕感觉。临床上，肝实证也可见到目的病变，如肝火上炎可见两目红肿疼痛，肝经风热可见双目发红眼屎多而黄等等。同样的，肝虚证也可见到抽搐、转筋、掉眩等病症。

【原文】 心赤善喜，舌红口干。
脐上动气，心胸痛烦。
健忘惊悸，怔忡不安。
实狂昏冒，虚悲凄然。

〖注〗喜者心之志，故病则好喜也。赤者心之色，故病则面色赤也。心开窍于舌，故病则舌赤红也。心主热，故病则口干心烦也。心之部位在上，故病则脐上有动气也。胸者心肺之宫城也，故病则心胸痛也。健忘、惊悸、怔忡，皆心神不安之病也。热乘心实，则发狂昏冒也。神怯心虚，则凄然好悲也。

【提要】此节阐述心病的面色及常见临床表现。

【白话文】

心病出现面色发红、无故嘻笑、舌质红、口干、脐上方有搏动感，心胸部疼痛、心烦，健忘、受惊则心中跳动感甚至无故心中跳动不安，实证常见发狂或神志昏迷不清，虚证常见易悲伤、凄凉之感。

【解读】

《素问·阴阳应象大论》“……心生血……心主舌。其在天为热，在地为火，在体为脉，在脏为心，在色为赤……在窍为舌，在味为苦，在志为喜。喜伤心……”根据心脏的生理病理情况和五脏与精神活动的关系来说，喜是心的情志变化，生理状态是具有淡淡的喜悦感有利于血脉畅通、血气满溢。当心病时，则表现为喜太过，可有自喜自笑的神情表现。赤是心的色泽，所以心病面见红色。心的部位在身体上部，故心病时脐上有“动气”，这是按照《难经》的诊断理论，人体肚脐为中，属土主脾，脐上属火主心，脐下属水主肾，脐左属木主肝，脐右属金主肺。由于心位在胸中，而胸廓像是宫城一样，围护着心、肺两脏，所以心病也会牵及胸部，出现胸痛的症状。

心是生命活动的主宰，在脏腑中居于首要地位，是主掌精神活动的。心开窍于舌，心主热，《内经》中曾有言“诸逆冲上，皆属于火；诸热瞀瘛，皆属于火；诸痛痒疮，皆属于心；诸禁鼓栗，如丧神守，皆属于火；诸躁狂越，皆属于火。”所以心病就出现口干、心烦、舌红等内热的症状及神志变化。所以心虚病就会出现健忘、惊恐、心悸、怔忡等心神不安的症状；或者有神虚胆怯，并感精神悲戚、凄苦不乐等症；实邪所致病证，就会出现热扰心神的发狂，或者痰蒙心神的神志不清等症。

【原文】　　脾黄善忧，当脐动气。

善思食少，倦怠乏力。

腹满肠鸣，痛而下利。

实则身重，胀满便闭。

〖注〗黄者脾之色，故病则面色黄也。忧思者，脾之志，故病则好忧思也。脾之部位在中，故病则当脐有动气也。脾主味，故病则食少也。脾主四肢，故病则倦怠乏力也。脾主腹，故病则腹满肠鸣痛而下利也。此皆脾虚之病也。脾主肉，故实则病身重、腹胀满、便闭也。

【提要】此节阐述脾病的面色及常见临床表现。

【白话文】

脾病时面色发黄、常忧虑，脐中有搏动感，思虑过度、进食减少，四肢倦怠乏力，腹满、肠鸣腹痛、腹泻，实证就出现全身困重、腹部胀满、大便秘结。

【解读】

《素问·阴阳应象大论》“……脾生肉……脾主口，其在天为湿，在地为土，在体为肉，在脏为脾，在色为黄……在窍为口，在味为甘，在志为思，思伤脾……”。根据脾脏的生理病理情况来说，黄是脾的色泽，所以脾病面见黄色。按五脏与精神活动的关系讲，忧思是脾的情志变化，生理情况下，无欲无求的思考而不殚精竭虑可使气血运行变缓、肌肉松弛，有利于脾的运化。脾病时则情志太过，通常有忧思的神情表现。脾的部位在身体的中部，所以脾病时，正当脐部有“动气”。脾的主要生理功能为主运化，即关乎饮食和消化吸收，所以脾病不仅饮食减少，并且要出现腹满、肠鸣、泄泻等病症。正由于脾气不足，不能很好地运化谷食，饮食精华就不能转输至周身，因此出现四肢乏力、身体倦怠，所以说脾主四肢。所有这些症状，多见于脾病虚证。《内经·至真要大论》“诸湿肿满，皆属于脾”，一般脾实病多见身体沉重、腹部胀满等症。这是由于水湿实邪的停滞，阻遏了阳气，脾主肉，脾主腹，因而身重、腹部胀满。另外脾实还会有大便闭结的情况。

【原文】　　　　　肺白善悲，脐右动气。

洒淅[1]寒热，咳唾喷嚏。

喘呼气促，肤痛胸痹。

虚则气短，不能续息。

〖注〗白者肺之色，故病则面色白也。悲者肺之志，故病则好悲也。肺之部位在右，故病则右胁有动气也。肺主皮毛，故病则洒淅寒热肤痛也。咳嗽唾痰，喷嚏流涕，喘呼气促，皆肺本病也。胸者肺之府也，故病则胸痹而痛也。肺虚则胸中气少，故喘咳皆气短不能续息也。

【提要】此节阐述肺病的面色及常见临床表现。

【注释】

①洒淅［sǎ xī］：因寒冷而打冷颤，或皮肤因冷战起粟粒状鸡皮疙瘩。

【白话文】

肺病常见面色发白、易悲伤，脐的右侧有搏动感，恶寒发热，咳嗽吐痰、喷嚏，气喘气急，胸闷，皮肤痛，虚证常见气短不足以呼吸。

【解读】

《素问·阴阳应象大论》“……肺生皮毛……肺主鼻。其在天为燥，在地为金，在体为皮毛，在脏为肺，在色为白……在变动为咳，在窍为鼻，在味为辛，在志为忧。忧伤肺……”。肺色主白，所以肺病时面见白色。根据五脏与精神活动的关系来说，忧悲为肺的情志表现，生理状态时，轻微的悲、怜悯之情而非痛苦悲伤可使气外散，有利于肺的宣发。所以肺病时，则其太过，常常会有悲愁忧思不欢乐的神情出现。肺主皮毛，也主宣发，主体内外气的交换，而皮肤之汗孔也有散气的作用，因此肺病时，就会影响到表皮，出现毛发悚然的恶寒、身热或周身皮肤出现症状。肺主气，司呼吸，主要表现为呼吸系统的病证，所以肺病时，常出现唾痰、喷嚏、流涕、咳嗽、气促等肺系病症。即《内经》病机十九条所言“诸气膹郁，皆属于肺”。又胸为肺之外府，因此也可出现胸痛的症状。以上这些表现，像咳逆、喘促、胸胁胀满等是由于肺气失宣，或肃降失职，气壅逆上所致，属于实证；而少气不足以息是由于肺气不足，宗气鼓动无力所致，属于虚证。当肺病时，不仅有上述各种症候，在脐右侧出现搏动感，临床中还可发现脐右侧明显压痛点。

【原文】　　肾黑善恐，脐下动气。

腹胀肿喘，溲便不利。

腰背少腹[1]，骨痛欠气。

心悬如饥，足寒厥逆。

〖注〗黑者肾之色，故病则面色黑也。恐者肾之志，故病则好恐也。肾之部位在下，故病则脐下有动气也。肾主水，故病则水蓄腹胀、肿满、喘不得卧也。肾开窍于二阴，故病则溲便不利也。肾主骨，肾与膀胱为表里，故病则少腹满，背与骨俱痛也。肾主欠，故病则呵欠也。肾邪上乘于心，故病则心空如饥也。诸厥属下，故病则足寒厥逆也。

【提要】此节阐述肾病的面色及常见临床表现。

【注释】

①少腹：即小腹，肚脐下方腹部区域。

【白话文】

肾病出现面色黑、易心中恐惧，脐下方有搏动感，腹胀、水肿、气喘不能平卧，二便不利，小腹胀满，腰背部、骨痛，哈欠频频，心中空空似饥饿的空虚感，足部厥冷。

【解读】

《素问·阴阳应象大论》“……肾生骨髓……肾主耳。其在天为寒，在地为水，在体为骨，在脏为肾，在色为黑……在窍为耳，在味为咸，在志为恐。恐伤肾……”。根据肾脏的生理病理情况来说，黑是肾的色泽，所以肾病时面见黑色。按五脏与精神活动的关系讲，恐是肾的情志变化，生理状态时，淡淡极轻的恐，即心存肃穆敬畏之感而不是惧怕，会使气内敛，强壮骨骼和肾。所以肾病时则其太过，可有易于惊恐的表现。肾的部位在身体偏下，肾病时在脐下有“动气”。肾主水，人体水液代谢由肾统管，因此水肿、腹胀、喘满痰饮而不能平卧等症状出现，都与肾的病变有关。肾开窍于二阴（即生殖器和肛门），所以肾病就影响到大小便的异常。临床中也经常从肾论治泄泻或便秘。由于肾与膀胱相表里，肾病不但小便不利，而且出现小腹部胀满。又肾主骨，肾病往往见腰背与骨俱痛或者骨弱无力；肾主欠，肾病时有呵欠频频的情况。

《金匮要略·奔豚气病篇》说："奔豚病从少腹起，上冲咽喉，发作欲死，复还止，皆从惊恐得之。"说明奔豚气病的发生是起于惊恐，而恐伤肾，发作的时候，肾的积气由下向上冲逆，非常难受，发过了就恢复正常。当肾气由下向上冲逆的时候，在心胸中就出现一种悬空而饥饿、闷乱欲呕等感觉，这些症状都是奔豚病所常见的。肾处于身体偏下的部位，根据"诸厥属下""诸寒收引，皆属于肾"，故肾病还常见两足寒冷厥逆。

肾病也有虚实之分。肾病虚证，多见腰背痠、耳鸣耳聋、大便泄下、两足寒冷、遗精、阳痿、盗汗等。肾病实证则多见大便闭结、小便短赤甚则尿血、腰背骨痛等。

【原文】

正病正色，为病多顺。
病色交错，为病多逆。
母乘子顺，子乘母逆。
相克逆凶，相生顺吉。

〖注〗此以五色合五病顺逆生死之诊法也。假如肝病色青，是正病正色。若反见他色，是病色交错也。若见黑色，为母乘子，相生之顺也。若见赤色，为子乘母，相生之逆也。若见黄色，为病克色，其病不加，凶中顺也。若见白色，为色克病，其病则甚，凶中逆也。曰相克逆凶者，谓相克为凶，凶中顺尚可也。凶中逆必凶也。曰相生顺吉者，谓相生为吉，如子乘母，为吉中小逆也，如母乘子，为吉中大顺也。其余四脏皆仿也。

【提要】此段阐述病色是否相符来判断疾病的预后。

【白话文】

某脏发生病变而出现与其相应的面色为正病正色，这样的情况多是顺证。如果某脏发生病变而未出现与其相应的病色，为病色交错，这样的情况多数是预后不好的。在逆证中，又有相对的逆顺。若脏病而出现母色，为母色生子病，是相对的顺证，若脏病而出现子色，为母病生子色，是逆中之逆。另外，脏与色是相生关系为顺证，若是相克关系则为逆证。

【解读】

此段是根据脏病和五色的生克乘侮关系来推测病情预后的诊断方法。肝色为青，当肝病时出现了青色，即所谓正病正色，多数预后较好；如果肝病出现了其他面色为病色交错，多数病情较复杂。按照五行相生相克规律及五行五脏五色的对应关系，在这种病色交错的情况中，病色之间是相生关系则为吉，是相克关系则为凶。吉凶之中又各再进一步分顺逆。例如肝属木，肝病出现了面黑，黑属水，水为木之母，这是母色生子病，属于吉中的顺证；如果出现了面红，红属火，火为木之子，这是母病生子色，属于吉中的小逆证。其他的白色、黄色与肝病为相克关系，白色属金，金色克木病，属于凶中之逆，预后很差；而黄色是木病克土色，虽然是凶险的病情，但属凶中小顺，尚有生机。其他脏均依次类推。临床中，不能机械地按照这样的对应关系去判断预后，更主要的还是四诊合参，望神为要。

【原文】　色生于脏，各命其部。
神藏于心，外候在目。
光晦神短，了了神足。
单失久病，双失即故。

〖注〗此以色合二目之神，诊病生死之法也。五色生于五脏，各命其部而见于面。神藏于心，虽不可得而识，然外候在目，视其目光晦暗，此为神短病死之候也。若目睛清莹，了了分明，此为神足不病之候也。单失者，谓或色或神，主久病也。双失者，神色俱失，故主即死也。

【提要】此节阐述望神、色对病情的预后判断。

【白话文】

面色根源于五脏，是各脏的精气上注于面部不同的部位而显现出的。心藏神，可以通过双目反映出来。目光晦暗的人说明其神气不足，而目光精明、清澈的说明神气充足。如果一个人目光神气不足，或者面色异常，说明他已经病久不轻了，如果既没有神气，又伴有面色异常，说明已经病重病危了。

【解读】

在前面的节段讲了很多望面色的内容。面色是五脏精气调和，禀受胃气而流露在皮毛之间，表现为红黄隐隐、明润含蓄的特点。是有胃气的表现，是正常健康的现象。此节结合神色判断病情预后。神有广义与狭义之分，广义的神是对生命活动表现于外的各种现象的高度概括；狭义的神，是指人的神志、意识、思维、精神活动。望神之神包括广义和狭义之神。望神对于判断疾病具有重要意义。神是以精气为物质基础，源于先天之精而产生，依赖于后天之精的滋养而健旺。神是生命活动现象的高度概括，其表现是多方面的，如精神表情、意识思维、面色眼神、语言呼吸、动作体态、舌象脉象等，都是组成神的要素。望神时观察的重点是眼神、神情、气色、体态。眼神是指眼睛的神采，主要从眼睛明亮还是晦暗，眼球运动是否灵活，视物清晰还是模糊等方面反映出来。五脏六腑之精气皆上注于目，目系通于脑，为肝之窍，心之使，神之舍，目最能反映脏腑的盛衰，所以望神应注重察目，特别是病情危急时，医者望目，对病人神的状况判断尤为重要。

因此，在诊察疾病时，除了前面讲到的面色和面部光泽，还要注意神气的盛衰存亡。一般说来，如果面色不正常或是神气不足，两者只要有一种情况出现，这是久病的现象；如果面色既不正常，神气又不充足，既所谓神色双失，这是凶险的死症迹象。

【原文】

面目之色，各有相当。
交互错见，皆主身亡。
面黄有救，眦红疹疡。
眦黄病愈，睛黄发黄。

〖注〗此以色合二目之色，诊病之法也。面目之色，各有相当之色，如面之色，肝青、心赤、脾黄、肺白、肾黑；目之色，如睛瞳黑、乌珠青、白珠白、两眦红也。若目青、目赤、目白、目黑，与面色但有不同，皆为交互错见，病者皆主身亡也。惟面色黄者，为土未败，五行有救，皆不死也。若伤寒两目眦红，则为发疹疡之兆。两目皆黄，则为病将愈之征。若两睛通黄，则为主发黄疸之候也。

【提要】此节阐述根据面目之色的变化来判断疾病的转归和预后。

【白话文】

面色和目色各有其相应的颜色，如果目色与面色不相应就说明病重将死。其中，面黄还有一线生机，两眼角发红说明要发斑疹痈疡病，眼胞黄为病将要好转的表现，白睛发黄为黄疸病的早期表现。

【解读】

面色在不同脏病时有相应的变化，眼睛不同分部也有不同的颜色，如果面色与眼目的颜色不相应，就说明病情预后不良。例如，面青而目不青，就是面目交互错见。只有面色黄还属于土气未败，尚有一线生机。目眦发红是要发斑疹痈疡的预兆，巩膜发黄是黄疸的标志。临床中，斑疹痈疡在发出之前，可以先出现目眦发红，从五轮学说，目眦属心，心火盛则眦红，《内经》"诸痛痒疮，皆属于心"之谓也。眼胞属脾，此处发黄说明胃气来复，疾病将痊愈。黄疸病最早出现的体征为目黄，最后消退的往往也是目黄。

【原文】
闭目阴病，开目病阳。
朦胧热盛，时瞑衄常。
阳绝戴眼，阴脱目盲。
气脱眶陷，睛定神亡。

〖注〗此诊目阴阳生死之法也。凡病者闭目，则为病在阴也；开目，则为病在阳也。朦胧昏不了了，非开目也，则为热盛伤神也。视而时瞑，非开目也，则为衄血之常候也。目上直视，谓之戴眼，则为阳绝之候也。视不见物，谓之目盲，则为阴脱之候也。目眶忽陷，则为气脱之候也。睛定不转，则为神亡之候也。

【提要】此节阐述根据两目的状况来判断阴阳生死。

【注释】

瞑［míng］，音明。闭眼，引申为眼睛昏花。

【白话文】

生病时出现喜闭目为病在阴，喜睁眼为病在阳，神情朦胧昏聩，是热盛伤神，看东西时发生眼睛昏花为出血证的表现，阳气脱绝出现两目向上直视，阴气脱绝出现两目失明，气脱则眼眶突然凹陷，两眼直视无神彩、眼珠不转是神气将亡脱的表现。

【解读】

病人喜欢闭目、不欲见人常为病在阴，多见于阳虚或阴寒内盛的情况；而阳气旺盛，邪热亢盛则常见病人睁眼、怒视、烦躁等。神志昏朦迷离是热邪伤及气阴、热扰心神，神志欠清的表现。经常出血的病证，都会伴有血虚，因此时常发生视物昏花不清。到病情比较重的时候，则见失神的表现。出现两目向上直视为亡阳，两目突然失明为亡阴，脏腑精气脱绝出现眼眶凹陷，这些一般都伴有眼珠固定、直视不转无光彩的情况，都属于失神。临床中，失神除了眼目的表现，还可见到其他表现。正虚失神，常见精神萎靡，神志不清，反应迟钝，面色晦暗无华，呼吸微弱或喘促无力，形销骨立，动作艰难，言语断续低微等。实证邪盛失神则常见神昏谵语，躁扰不宁，或壮热神昏，呼吸气粗，喉中痰鸣，或猝然昏倒，双手紧握，牙关紧闭等。

补充：从完整的望诊角度来讲，望诊包括全身望诊、局部望诊、排出物望诊、小儿食指络脉望诊及望舌。全身望诊又可分为望神、色、形、态四个方面。四诊心法要诀望诊主要讲到了望色及神。

（胡鑫才）

闻诊

【原文】

五色既审，五音当明。
声为音本，音以声生。
声之余韵，音遂以名。
角徵宫商，并羽五声。

〖注〗此明五音，乃天地之正气，人之中声也。有声而后有音，故声为音本，音以声生也。声之余韵则谓之音，非声之外复有音也。五色命乎五脏，诊人之病，既已审矣；而五音通乎五脏，诊人之病，亦当明也。角属木通乎肝，徵属火通乎心，宫属土通乎脾，商属金通乎肺，羽属水通乎肾也。

【提要】此节阐述声与音的关系及五音的名称。

【白话文】

熟悉了望诊的诊断方法后，也要了解声音的听诊。五音是自然界以及人产生的不同声音，发声是产生音的根本，而音是声的表现，声的余韵构成音，音有五种，分别被命名为角徵宫商羽。

【解读】

五音是自然界中五种不同的声音，包括宫、商、角、徵、羽。发声是音的前提，音是声的表现，声与音相互依存。自然界一切事物都会相互影响，自然界的阴阳转变、气候变化、五色、五声、五音等，与五脏的状态息息相关，所以五声、五音也可以在一定程度上反映五脏的功能状态，相应为：肝木在声为呼，在音为角，就是说可以通过呼声与角音是否正常了解肝的功能；心火在声为笑，在音为徵，可以通过笑声与徵音是否正常了解心的功能；脾土在声为歌，在音为宫，可以通过歌声与宫音了解脾的功能；肺金在声为哭，在音为商，通过哭声与商音可以了解肺的状态；肾水在声为呻，在音为羽，呻声与羽音可以在一定程度上反映肾的功能。正常情况下，五音作为人的正声，不会太过，也无不及。

五行	木	火	土	金	水
五脏	肝	心	脾	肺	肾
五声	呼	笑	歌	哭	呻
五音	角	徵	宫	商	羽

【原文】　　中空有窍，故肺主声。

喉为声路，会厌门户。

舌为声机，唇齿扇助。

宽隘锐钝，厚薄之故。

〖注〗此明声音各有所主之诊法也。凡万物中空有窍者皆能鸣焉，故肺象之而主声也。凡发声必由喉出，故为声音之路也。必因会厌开阖，故为声音门户也。必借舌为宛转，故为声音之机也。必资之于牙齿唇口，故为声音之扇助也。五者相须，故能出五音而宣达远近也。若夫喉有宽隘，宽者声大，隘者声小。舌有锐钝，锐者声辨，钝者不真。会厌有厚薄，厚者声浊，薄者声清。唇亦有厚薄，厚者声迟，薄者声疾。牙齿有疏密，疏者声散，密者声聚。五者皆无病之声音，乃形质之禀赋不同也。以此推之，在喉、在会厌、在舌、在齿、在唇之故，当有别也。

【提要】此节阐述产生不同声音的原因及组织器官。

【白话文】

产生声音需要中空有孔窍，所以肺主声。喉咙是发声的通路，会厌是发声的门户，舌头是发声的机枢，还通过口唇、牙齿的扇动辅助发声。声音的大小、是否清晰，因组织器官的厚薄各有不同所致。

【解读】

凡是物体中间有孔的多能发声，肺“虚如蜂窠”“得水而浮”，说明肺是疏松含气的器官，因而认为肺主声音。声音是通过喉咙的振动，配合会厌的开合产生，所以说喉咙是声音的通道、会厌是声音的门户；再通过舌头的配合，发出婉转多样的声音，因此舌头是产生声音的机关；口唇的扇动，牙齿的开合在产生声音过程中同样起到辅助作用。组织间相互协作才能发出声音、并且可以调节声音的高低。

组织器官的个体差异会导致每个人发出的声音各有不同。比方说：喉咙有宽有窄，喉咙宽的发声大，喉咙窄的发声小。舌头有尖有钝，舌头尖的发声比较清晰，舌头圆钝的发声就含糊。会厌有厚薄之分，会厌厚的发声比较重浊，薄的发声比较轻清。口唇也厚薄的差异，口唇厚的发声迟缓，薄的发声较快速。牙齿有稀疏、有紧密的不同，稀疏的牙齿导致声音容易分散，紧密的牙齿使声音更易聚集。熟悉健康人的发声差异后，如果发现声音出现变化，就可对喉、会厌、舌、牙齿、口唇等组织进行细致辨别，从而分析出相应组织的病变。例如：咳嗽声浅，往往说明病变的部位表浅，如病变在咽喉；而咳嗽声深沉，则多提示病变部位较深，可能病变在肺。

【原文】 舌居中发，喉音正宫，极长下浊，沉厚雄洪。

开口张腭，口音商成，次长下浊，铿锵[1]肃清。

撮口唇音，极短高清，柔细透彻，尖利羽声。

舌点齿音，次短高清，抑扬咏越，徵声始通。

角缩舌音，条畅正中，长短高下，清浊和平。

〖注〗此明五脏声音不病之常之诊法也。经曰：天食人以五气，五气入鼻藏于心肺，上使五色修明，声音能彰。故五脏各有正声，以合于五音也。如舌居中，发音自喉出者，此宫之正音也；其声极长、极下、极浊，有沉洪雄厚之韵，属土入通于脾。开口张腭，音自口出者，此商之正音也；其声次长、次下、次浊，有铿锵清肃之韵，属金入通于肺。撮口而发，音自唇出者，此羽之正音也；其声极短、极高、极清，有柔细尖利之韵，属水入通于肾。以舌点齿成音者，乃徵之正音也；其声次短、次高、次清，有抑扬咏越之韵，属火入通于心。内缩其舌而成音者，乃角之正音也；其声长短、高下、清浊相和，有条畅中正之韵，属木入通于肝。此五脏不病之常声也。腭者，齿本肉也。

【提要】此节阐述正常五音的发声特点与声音表现。

【注释】

①铿锵：金属撞击的清脆声音。

【白话文】

舌头放在口的中间，由喉咙发出的声音是宫的正音，宫音极长极低，重浊和浑，有沉洪雄厚的余韵。开口张腭，由嘴里发出的声音是商的正音，商音次长于宫音，较为低下、重浊，好像金属撞击的清脆的余韵。撮起口唇发出的声音是羽的正音，羽音极短、极高、极清，有柔和细腻尖利的余韵。舌头碰到牙齿发出来的声音是徵的正音，徵音次于羽音短促、高、清，有着抑扬清越的余韵。舌头向里缩发的音是角的正音，角音长、短、高、低、清、浊都比较和调，有条达、畅爽、适中的余韵。

【解读】

《内经》说："天食人以五气"，天供给人以五气。五气是由鼻进入心肺而达于五脏，上荣于面部而使五色明润光泽，荣润五脏使声音彰显。五脏各有正声，音是声的表现，因此五脏各有其正音，即表现为五音。

宫的正音，是舌头位在口的正中，从喉发出的声音。宫音极长、极低、极重浊，大而和浑，有沉洪雄厚的余韵，与土的属性相似，故五脏中与脾土对应。宫音的正常和变异，反映脾脏是否健康。

商的正音，是开口张腭，从口里发出来的声音。商音较次于宫音的极长、极低、极重浊，好像金属撞击产生的清脆的余韵，与金的属性相似，故五脏中与肺金对应。商音的正常和变异，反映肺脏健康与否。

羽的正音，是撮起口唇，从口唇发出来的声音。羽音极短促、极高、极清，有着柔和细腻和尖利的余韵，与水的属性相似，故五脏中与肾水对应。羽音的正常和变异，反映肾脏的有无病患。

徵的正音，是以舌头接着牙齿而发出来的声音。徵音较次于羽音的短促、高、清，有着抑扬清越的余韵，与火的属性相似，故五脏中与心火对应。徵音的正常和变异，反映心脏是否健康。

角的正音，是舌头向里缩发出的声音。角音长、短、高、下、清、浊都比较和调，有条达、畅爽、适中的余韵，与木的属性相似，故五脏中与肝木对应。角音的正常和变异，反映肝脏有无病患。

这里说的宫、商、羽、徵、角五音的正音，是指五脏健康时各自正常的声音。了解正常五音后，临床上可以通过五音的变化推测五脏健康与否。现代研究通过撷取自然发音 a 音探讨正常人与肠癌患者的发音部位时发现，因肠癌中癌细胞转移至其他器官，导致脏腑的机能衰退，从而发音时舌的位置会向前移动，与正常人发音对比，差异显著。

【原文】

喜心所感，忻[1]散之声。
怒心所感，忿厉之声。
哀心所感，悲嘶[2]之声。
乐心所感，舒缓之声。
敬心所感，正肃之声。
爱心所感，温和之声。

〖注〗前以咽喉、会厌、舌、齿、口唇禀赋不同，以别非病之音。此又复以人之情、感物成声，以明非病之声也。如为喜感于心者，则其发声必忻悦以散也。怒感于心者，则其发声必忿急而厉也。哀感于心者，则其发声必悲凄以嘶也。乐感于心者，则其发声必舒畅不迫也。敬感于心者，则其发声必正直肃敛也。爱感于心者，则其发声必温柔以和也。医者于此比类而推不病之音，自可识有病之音也。

【提要】此节阐述声音与情绪的关系。

【注释】

①忻：[xīn]。高兴的样子。

②嘶：[sī]。声音发哑。

【白话文】

内心欢喜时，表现出来是高兴喜悦的声音。内心愤怒时，表现出来是忿怒严厉的声音。内心悲哀时，声音往往是悲痛嘶哑的。内心快乐时，声音所体现的是舒缓悠扬的。内心敬畏时，声音是正直严肃的。内心充满爱时，表现出来是温柔和缓的声音。

【解读】

人的喉、会厌、舌、齿、口唇的禀赋不同，通过了解五音发生机理来区分其正常与否。另外，五音还受到人的情绪变化，导致其有所不同，这也是正常的声音。比如说：

内心欢喜时，喜悦之情油然而生，表现出来是高兴、得意的声音。发怒时，怒发冲冠，声音是愤怒、劲急而且严厉的。内心悲哀时，表现出来悲痛、凄惨、嘶哑的声音。内心快乐时，声音是舒缓、从容，没有受到压迫的。内心敬畏时，声音是严肃、收敛的。内心充满爱时，表现出来是温柔和缓的声音。

熟悉健康时各类情绪表现的不同声音，可以推测生病时不同情绪引起声音产生的相应变化。

【原文】五声之变，变则病生。

肝呼而急，心笑而雄。

脾歌以漫，肺哭促声。

肾呻低微，色克则凶。

〖注〗此以五声变而生病之诊法也。五声失正，则谓之变，变则病生也。肝呼而声急，肝声失正，故知病生肝也。心笑而声雄，心声失正，故知病生心也。脾歌而声漫，脾声失正，故知病生脾也。肺哭而声促，肺声失正，故知病生肺也。肾呻而低微，肾声失正，故知病生肾也。所谓色克则凶者，假如肝病呼急，得相克之白色，主凶也。余脏仿此。

【提要】此节阐述通过声音的变化推测五脏病的诊断方法。

【白话文】

五声与正常时声音不同，说明可能产生了疾病。肝呼声如果急迫，心笑声如果雄壮，脾歌声如果散漫，肺哭声如果短促，肾呻声如果低微，分别说明各脏有问题，而且并见与此脏相克对应的面色，说明预后不良。

【解读】

如果声音跟正常的声音不同时，说明可能患有相应的疾病。

肝声是呼，音是角。正常呼的声音，长、短、高、下、清、浊都比较和谐，如果呼的声音急迫而不够和调，可知病变在肝。

心声是笑，音是徵。正常笑的声音，比较短促高清，抑扬清越。如果笑的声音非常豪迈，可知病变在心。

脾声是歌，音是宫。正常歌的声音，极长、极低下、极重浊，大而和浑。如果歌的声音散漫，可知病变在脾。

肺声是哭，音为商。正常哭的声音，比较长、低下、重浊、有劲。如果哭的声音迫急短促，可知病变在肺。

肾声是呻，音为羽。正常呻的声音，极短促、极高、极清。如果呻的声音比较低微，可知病变在肾。

以上所述是异常声音和病变在不同脏器的诊断方法。五声出现变化，病变在不同脏器，如果再看到与此脏器相克的对应面色，提示预后不良。例如：如果出现呼声急迫，知道病在肝，肝属木，肺金克肝木，肺金主色白，若并见面色发白，则预后不良；如果笑声特别豪迈，知道病位在心，心属火，肾水克心火，肾水主色黑，若并见面色发黑，则预后不良。如果歌声漫散，知道病位在脾，脾属土，肝木克脾土，肝木主色青，若并见面色发青，则预后不良。如果哭声急迫短促，知道病位在肺，肺属金，心火克肺金，心火主色红，若并见面色发红，则预后不良。如果呻声低微，知道病位在肾，肾属水，脾土克肾水，脾土主色黄，若并见面色发黄，则预后不良。

五行	木	火	土	金	水
五脏	肝	心	脾	肺	肾
五色	青	赤	黄	白	黑
五声	呼	笑	歌	哭	呻

【原文】　　好言者热，懒言者寒。

言壮为实，言轻为虚。

言微难复，夺气可知。

言严妄无伦，神明已失。

〖注〗此以声音诊病寒热、虚实、生死之法也。《中藏经》曰：阳候多语、热也，阴候无声、寒也。发言壮厉，实也；发言轻微，虚也。若言声微小不能出喉，欲言不能复言者，此夺气也。谵言妄语，不别亲疏，神明失也，皆主死候。

【提要】此节阐述通过病人的语言状态判定疾病的预后。

【白话文】

热证的人多喜欢说话，寒证的人多少言懒语。实证的人多声音高亢有力，虚证的人声音多轻微，中气大虚的人声音多低微，断断续续难连贯。神智失常的人往往胡言乱语，语无伦次。

【解读】

本条指出通过病人的语言状态判定疾病预后的诊断方法。《中藏经》说：阳证的表现是喜欢说话，多为热证，阴证的人不爱说话，多为寒证。声调高亢有力者，多为实证；声音轻微者，多为虚证。如果声音低微的不能从喉中发出，想讲也讲不出来，这是夺气的表现。如果胡言乱语，神志不清，不能识人，这是心神失常的表现。夺气和神明失常等多提示预后不良。

【原文】

失音声重，内火外寒。
疮痛而久，劳哑使然。
哑风不语，虽治命难。
讴歌失音，不治亦痊。

〖注〗此明失音为病不同之诊也。失音声粗重，乃内火为外寒所遏，郁于肺也。若不粗重，且疮烂而痛，日久流连者，是因劳哑使然也。小儿抽风不语，大人中风不语，皆谓之哑风，虽竭力治之，而命则终难挽回，以金不能制木也。讴歌失音者，是因歌伤喉，不治亦可痊也。

【提要】此节阐述几种失音症的不同诊断方法。

【白话文】

失音见声音嘶哑重浊的，是因为内火被外寒阻遏导致。疮疡肿痛日久不愈导致的声哑是虚劳的声哑。小儿抽风、大人中风等又见不语，提示预后凶险。唱歌导致的失音，不治疗也能痊愈。

【解读】

这节是讲几种失音症的不同诊断方法。导致语音嘶哑的原因有多种：如果声音嘶哑，粗而重浊，是内火被外寒所阻遏，外寒里热，内热被包裹在肺所致。若声音并不粗重，而主要是咽喉有疮疡痛烂日久不愈而造成的声哑的，是虚劳导致的声哑。小儿的抽风和大人的中风又见不语的，统称为哑风。抽风和中风病都是重病，病势多数十分凶险，如果再加神昏失语，预后更加险恶。即使竭尽全力治疗，也不一定有效果。因为风症多属肝木所主，而不语是肺金的病，风病再出现不语症，是肺金不能制肝木，是不治之症为多。有些因为唱歌伤了喉咙导致失音的，只要少说话，不治疗也会自我痊愈。

（刘佳鑫）

问诊

【原文】

声色既详，问亦当知。

视其五入，以知起止。

心主五臭[1]，自入为焦。

脾香肾腐，肺腥肝燥。

脾主五味，自入为甘。

肝酸心苦，肺辛肾咸。

肾主五液，心汗肝泣。

自入为唾，脾涎肺涕。

〖注〗此明五入问病之诊法也。肺主五声，肝主五色，前已详明，而问之之道，亦所当知也。经曰：治之极于一。一者，问其因而得其情也。其要在视其五入，即可以知病情之起止也。假如心主五臭，凡病者喜臭、恶臭，皆主于心，此统而言之也。若分而言之，则自入喜焦，病生心也；入脾喜香，病生脾也；入肾喜腐，病生肾也；入肺喜腥，病生肺也；入肝喜臊，病生肝也。脾主五味，凡病者喜味、恶味，皆主于脾，此统而言之也。若分而言之，则自入喜甘，病生脾也；入肝喜酸，病生肝也；入心喜苦，病生心也；入肺喜辛，病生肺也；入肾喜咸，病生肾也。肾主五液，凡病者多液、少液，皆主于肾，此统而言之也。若分而言之，则自入出而为唾，病生肾也；入心出而为汗，病生心也；入肝出而为泪，病生肝也；入脾出而为涎，病生脾也；入肺出而为涕，病生肺也。其声之微壮，色之顺逆，法同推也。

【提要】此节阐述如何依据五行理论指导下的“五入”规律进行相关的问诊。

【注释】

①臭：[xiù]，音秀，指闻到的气味。

【白话文】

前文已经介绍了望诊和闻诊的主要内容，此节开始介绍问诊的相关内容。根据患者的“五入”情况，可以了解疾病的起因和预后。心主五种气味，焦气入心，香气入脾，腐气入肾，腥气入肺，燥气入肝。脾主五种味道，甜味入脾，酸味入肝，苦味入心，辛味入肺，咸味入肾。肾主五液，汗为心之液，泪为肝之液，唾为肾之液，涎为脾之液，涕为肺之液。

【解读】

通过望诊和闻诊搜集了“五声”和“五色”的相关信息后，患者还有一些自觉症状需要医生询问才能获得，首先要询问的是发病经过，主要是根据患者的“五入”情况，获取“五嗅”“五味”“五液”的有关信息。例如患者对“五嗅”（焦、香、腐、腥、燥）的喜、恶，都由心所主，同时五嗅又分属于五脏。因此，患者对五种气味的感知异常，既可提示心的病变，也可提示相应脏腑的病变。患者对“五味”（甘、酸、苦、辛、咸）的喜、恶，都由脾所主，同时“五味”又分属于五脏。因此，患者对五种味道的感知异常，既可提示脾的病变，也可提示相应脏腑的病变。患者“五液”（汗、泪、唾、涎、涕）的排出，都由肾所主，同时“五液”又分属于五脏。因此，患者五液的排出异常，既可提示肾的病变，也可提示相应脏腑的病变。此外，从生理角度而言，对“五嗅”和“五味”的适当摄入，以及“五液”的正常排出，能调节相应脏腑的生理功能。

以此类推，前文所述的“五声”和“五色”也能对脏腑功能产生相应的影响。

【原文】 百病之常，昼安朝慧[1]，夕加夜甚，正邪进退。
潮作之时，精神为贵，不衰者实，困弱虚累。

〖注〗此以问知精神盛衰、虚实之诊法也。凡病朝慧者，以朝则人气始生，卫气始行，故慧也。昼安者，以日中则人气长，长则胜邪，故安也。夕加者，以夕则人气始衰，邪气始生，故加也。夜甚者，以夜半则人气入脏，邪气独居于身，故甚也。此百病消长，邪正进退之常也，凡病来潮发作之时，精神为贵者，以病至精神不衰，则为邪气不能胜正，正气实也；病至精神困弱，则为正气不能胜邪，正气虚也。

【提要】此节阐述如何通过询问患者一天当中的精神状况来判断疾病的预后。

【注释】

①慧：这里作清爽解释。慧本意为平安。

【白话文】

一般的说，很多疾病，早晨总是比较轻松爽快些，中午前后比较安静些，到夜晚总是感到不舒服或加重些。疾病的进退，休作有时，精神充沛，则为实证，精神不振，则虚弱困顿。

【解读】

人一天当中疾病出现减轻和加重的现象，是因为在早晨的时候人的正气开始升发，卫气开始运行，所以病人的精神也较轻爽。中午前后，人的正气长旺，正气长旺就胜过邪气，所以病人比较安静。到了晚上，人的正气开始衰退，邪气势力相对强盛，所以病人感到不舒服，疾病加重。几乎所有的疾病都符合上述规律。所以在判断正邪盛衰，即疾病的进退时，病人正气是否旺盛是主要因素。比如有些病人，在一日夜中，当正气退邪气进的时候，精神仍然不衰，说明病邪来潮时，邪气不能胜过正气，这是正气充实的表现。相反，如果正气退邪气进的时候，病人精神困倦，衰弱难支，这是正气不能抵御邪气，是正气虚弱的表现。

【原文】

昼剧而热，阳旺于阳。
夜剧而寒，阴旺于阴。
昼剧而寒，阴上乘阳。
夜剧而热，阳下陷阴。
昼夜寒厥，重阴无阳。
昼夜烦热，重阳无阴。
昼寒夜热，阴阳交错。
饮食不入，死终难却。

〖注〗此以问知昼夜起居，诊病阴阳、气血、生死之法也。昼，阳也；热，阳也。凡病，昼则增剧烦热，而夜安静者，是阳自旺于阳分，气病而血不病也。夜，阴也；寒，阴也。凡病，夜则增剧寒厥，而昼安静者，是阴自旺于阴分，血病而气不病也。凡病，昼则增剧寒厥而夜安静者，是阴上乘于阳分之病也。凡病，夜则增剧烦热而昼安静者，是阳下陷于阴分之病也。凡病，昼夜俱寒厥者，是重阴无阳之病也。凡病昼夜俱烦热者，是重阳无阴之病也。凡病，昼则寒厥，夜则烦热者，名曰阴阳交错。若饮食不入，其人之死，终难却也。

【提要】此节阐述如何通过询问患者白天和夜晚的寒热情况来鉴别疾病阴阳寒热性质和预后。

【白话文】

凡疾病白天剧烈且热象明显，是因为阳热之邪在属阳的时间段更旺盛，而夜晚剧烈且寒象明显，是因为阴寒之邪在属阴的时间段更旺盛。白天加剧且寒象明显是阴胜于阳；夜晚加剧且热象明显是阳不敌阴。白天夜晚寒象深重，是阴寒重而阳气衰弱，白天夜晚热象深重，是阳热之邪亢盛，而阴液不足。白天寒重夜晚热重，是阴阳错杂。如若饮食不进，则回天无力。

【解读】

用阴阳理论来分析，白昼是属阳的，热也是属阳的，凡疾病白昼烦热增加而夜间比较安静的是阳邪与体内阳气相交，变得旺盛，这往往提示病在气分，未涉及血分。夜是属阴的，寒也是属阴的，凡疾病夜间寒厥增加而白昼比较安静的是阴邪与体内阴气相交，变得旺盛，这往往提示病在血分，而气分无碍。凡疾病白昼寒厥增加而夜间安静的，是阴邪胜于阳分的病。凡疾病夜间烦热增加而白昼安静的，是阳邪胜于阴分的病。凡疾病白昼和夜间都有寒厥现象的，是重阴而无阳的病。凡疾病白昼和夜间都有烦热现象的，是重阳而无阴的病。凡疾病白昼有寒厥，夜间作烦热的，称为阴阳交错。凡疾病作寒厥、烦热而饮食不能进的，这种病情相当严重，预后也多数不好。

【原文】 食多气少，火化新痊。
食少气多，胃肺两愆[1]。
喜冷有热，喜热有寒。
寒热虚实，多少之间。

〖注〗此以问知饮食之诊法也。食多气盛，此其常也。若食多气少，非胃病火化，即新愈之后贪食，而谷气未足也。食少气少，此其常也。若食少气多，则必是胃病不食，肺病气逆，两经之愆也。喜冷者，中必有热。喜热者，中必有寒。虚热则饮冷少，实热则饮冷多，虚寒则饮热少，实寒则饮热多，故曰寒热虚实，辨在多少之间也。

【提要】此节阐述如何依据患者食欲以及喜冷喜热情况来判断疾病性质。

【注释】

①愆：[qiān]，音签，指过失，罪过，此处指生病。

【白话文】

吃的多但精神气息不足，是胃火旺盛或大病新愈，吃的少但精神气息反而足，是肺胃两脏有问题。喜欢饮冷是身体有热，喜欢热饮是身体有寒，而寒热也有虚实之别，是实是虚就看饮多饮少了。

【解读】

本节主要讲解如何通过询问病人饮食多少和喜热、喜冷等情况来诊断疾病的属气、属火、属寒、属热等情况。饮食进得较多，精神气息也很正常，这是胃气盛的表现，健康的人多是这样。若是饮食较多，但精神与气息都较衰少，一般是胃火旺盛或疾病刚刚痊愈，胃气渐渐复原，需要饮食水谷的精气以充实身体而出现的思食贪食现象。若是饮食较少，而精神气息亦较衰少的，这也是正常的情况。如果饮食较少而息粗气多，那是胃肺两脏有疾病（胃有病故不能多进饮食，肺有病故气机上逆而息粗气多）。喜欢吃冷的饮食物，身体里多数有热；喜欢吃热的饮食物，身体里多数有寒。但还有虚实的区别：虚热的虽亦饮冷但不多，实热的喜饮冷就比较多了。虚寒的虽亦饮热但不多，实寒的喜饮热就比较多了。所以辨别虚寒、虚热、实寒、实热，还在于辨别喜欢吃冷热饮食多少的不同。

【原文】

大便通闲，关乎虚实。
无热阴结，无寒阳利。
小便红白，主乎寒热。
阴虚红浅，湿热白泔。

〖注〗此以问知大、小二便之诊法也。大便之利不利，关乎里之虚实也。闭者为实，若内外并无热证，则为阴结便闭也。通者为虚，若内外并无寒证，则为阳实热利也。小便之红与白，主乎里之寒热也。红者为热，若平素浅红淡黄，则为阴虚也。白者为寒，若平素白浑如米泔，则为湿热所化也。

【提要】此节阐述如何依据大小便判断疾病性质。

【白话文】

大便的通畅闭结与虚实有关，无热象的闭结多是阴寒所致，而无寒象的下利多是热邪所致。小便的红与白，与寒热相关，阴虚患者小便红色，湿热患者小便白如泔水。

【解读】

本节讲述如何通过询问病人大小便排泄的情况，来诊断疾病的阴阳、寒热、虚实。大便的闭结或利下，关系到疾病的虚实。凡大便闭结不通，又没有内伤热证和外感热证，这是阴结便闭，属于寒实之证。凡大便利下的，多属脾胃虚或肾阳虚。但如没有里寒证和外寒证，那就属于阳实的热利了。这种阳实热利，往往见有肛门热痛大便带腐臭气味等临床表现。小便颜色的红和白，可为疾病属热和属寒提供参考。小便色红为热，如果平时经常出现浅红或淡黄小便的，多属阴虚证。小便色清白为寒，如果平时经常出现浑浊像米泔水一样的小便，多属湿热之证。

诊法互参

【原文】望以观色，问以测情。
召医至榻，不盼不惊。
或告之痛，并无苦容。
色脉皆和，诈病欺蒙。

〖注〗此以色合问，诊病真伪之法也。望色只可以知病之处，非问不足以测病之情也。凡病者闻医至榻，未有不盼视而惊起者也，若不惊起而盼视者，非无病必骄恣之辈也。若病者或告之痛，医视其面并无痛苦容状，诊其色脉皆利，此乃诈病欺蒙医士也。

【提要】此节阐述如何依据患者就诊的反应推断患者是真病还是装病。

【白话文】

望诊与问诊相结合，乃是诊察疾病真假的方法，望之以观察患者的色泽，问之以了解病情，单纯的望诊和问诊不足以做出正确的诊断。将医生请到患者病榻之前，却不是怀着盼望和急切的心情，即便说自己很痛苦，却并无病容，面色和脉象平和，就知道是在装病欺瞒他人。

【解读】

此节主要介绍如何通过望诊和问诊的结合，来辨别疾病的真假。

望诊中的色诊，只是用以推测疾病所在的部位，如果不结合问诊，是不足以诊断整个疾病情况的。一般说来，凡是病人听说医生来到病床旁边时，多数会有注视医生或努力起身以招呼医生的神态表现；如果病人看见医生来到病床边，不理会或毫无顾盼招呼的神情，可能是没病的人或者是性情骄纵的人才会这样。再者病人主诉身体上有痛苦，但是医生观察不出病人脸上有什么痛苦的表情，在望色和切脉方面，也没有什么异常发现，那么这个病人的主诉就值得怀疑了，也可能是病人故意欺骗医生的，综合上述情况，医生可以通过望诊和问诊相结合的方法来判断病人是装病还是真病。

【原文】

脉之呻吟，病者常情。
摇头而言，护处必疼。
三言三止，言謇[1]为风。
咽唾呵欠，皆非病征。

〖注〗此以声合情，诊病真伪之法也。医家诊脉，病者呻吟，以其为病所苦，无奈之常情也。凡欲言而先摇头者，是痛极艰于发声，摇头以意示缓故也。若以手护腹，则为里痛，护头则为头痛，但有所护之处，必有所痛也。持脉之时，病人三言三止者，谓欲言不言，不言欲言，如此者三也。言謇不能言者，风病也。若非言謇风病而三言三止者，是故为诈病之态也。或脉之而咽唾，或脉之而呵欠，皆非有病之征。以咽唾者里气和，呵欠者阴阳和故也。举此二事，以诊别其情之真伪，则其它可推广矣，盖意在使病者不能售其欺，医者不致为其所欺而妄治也。

【提要】此节阐述如何依据患者的痛苦表现和表情来推断病情。

【注释】

①謇：［jiǎn］，音剪。言词不顺畅的意思。

【白话文】

医生为病人诊脉时，病人不断发出呻吟之声，是患者正常的反应，说话时摇头必是身体不适，双手护住的部位必定疼痛，每次说话都不得不停下来，是中风病的言语謇涩，多为感受风邪所致。若非中风，患者却欲言又止，止而欲言或诊脉时患者吞咽唾液以及呵欠频频，都不是病理表现。

【解读】

当医生为病人诊脉时，病人不断的呻吟，这是由于病人被疾病所折磨，是常见的痛苦表现。若是病人在讲话之前，先摇头然后慢吞吞的讲话，这是极度痛苦的表现。若是病人用手按住腹部，这是腹部疼痛；用手按摸头部，这是头痛；用手按住哪里，一般是哪里疼痛。当医生为病人诊脉时，病人讲话常常停顿，好像想讲话一下又讲不出来，不讲又像要讲，这种表现，一般是中风症所出现的言语謇滞的病状。但如病人没有中风，那么出现这种吞吞吐吐讲讲停停的现象，就不是病态，可能是病人对医生有所隐瞒的表现。另外，当医生为病人诊脉时，病人出现咽唾沫或是打呵欠的表现，这都不像有病的人。因为咽唾沫是里气调和的反映，而打呵欠是阴阳和调的表现，有病的人很少是这样的。我在此举这两个例子，是为了告诉医者如何判断病情真假，也希望同道们能够以此类推，学会如何鉴别病情真伪，不要被诈病之人所欺瞒，而鲁莽施治。

【原文】黑色无痛，女疸肾伤。
非疸血蓄，衄下后黄。
面微黄黑，纹绕口角。
饥瘦之容，询必噎膈。

〖注〗此以色合问，诊病之法也。黑色当主痛，询之无痛病，或为肾伤女劳疸也，察之又非女疸，其为血蓄于中，颜变于外可知，然血蓄之黑，则必或吐衄、或下血，而后即转黄色，以瘀去故也。面微黑黄者，即浅淡之黧色也，视其寿带纹短，若缠绕口角，亦非蓄血，即相家所谓蛇入口，主人饿死，更视其人有饥饿削瘦之容，可知病不能食，询问必是噎膈也。

【提要】此节阐述如何通过望问结合诊断病情。

【白话文】

面色黧黑，却没有身体的痛楚，是肾气受损的女劳疸，若不是女劳疸而表现为蓄血证，则吐血，衄血或者便血后必定发黄，面色微微有黄黑之色，口角有细纹围绕，面容身体瘦削，问之必是噎膈病。

【解读】

当病人面上出现黑色（或青黑色），一般多属痛证；如果身上没有疼痛，就可能是由于肾虚内热肾阴损伤所致的女劳疸（女劳疸的症状是面额上发黑，微微汗出，手足心发热，膀胱部有急迫感觉，小便正常通利等）；如果不见有女劳疸的症状，那么就可能是瘀血蓄积在里。凡是由于瘀血蓄积在里的面色发黑，往往在出现吐血、衄血或下血以后，黑色就渐渐褪去，面色由黑转黄，这是因为瘀积得到排除的缘故。当病人面色出现微黑而黄，也就是浅淡的黧色，同时在嘴角也出现一些皱纹，这是面相师所谓的“蛇入口”，你去问他，他会告诉你他患了噎嗝病，由于吞咽梗噎而不能进饮食，缺乏饮食濡养所致，最终会因饥饿而死。

【原文】 白不脱血，脉如乱丝。
问因恐怖，气下神失。
乍白乍赤，脉浮气怯。
羞愧神荡，有此气色。

〖注〗此以色合情之诊法也。白者脱血虚色也，察之并无脱血之证，问之始知因恐怖也。恐则血随气下，故色白也。怖则神随气失，故脉如乱丝也。乍白乍赤，气血不定之色也，脉浮气怯，神气不安之象也。问之始知心中羞愧，有此气色也。羞则气收，故气怯也。愧则神荡，故脉浮也。举此情色二端，一以诊病，一以诊情，他可类推，总在临病者神而明之也。

【提要】此节阐述通过望、问、切诊推断面色白的病因病机。

【白话文】

脸色煞白但并无脱血表现，脉按之乱如游丝，问起病因为惊吓所致，患者气机下泄神机散失，脸色一会儿白一会儿红，脉象浮大气息不足之人，问起原因多是患者感受到了羞愧之情，因为羞愧之情会让人精神动荡不定，因此羞愧之人会有如此表现。

【解读】

病人出现面色发白，但没有脱血的临床表现，切诊病人的脉象，搏动得像乱丝一样。通过问诊，可以知道是由于受了恐吓和惊吓所致。为什么受了恐吓，面色就会发白呢？根据古人的经验，“恐则气下”，恐怖之后血就随着气下降，所以脸上就缺乏血色而出现苍白无神的颜色了。病人脸上一会儿白，一会儿红，脉象浮，呼吸虚怯，这是一种气血不定、神气不安的现象。通过问诊，可以知道是由于羞愧所致。为什么患者感到羞愧，面色就会一阵白一阵红，脉象会浮，呼吸会虚怯呢？根据古人的经验，患者感到羞愧，就会气收，呼吸就出现虚怯；感到惭愧，神情就动荡不安，脉象就浮。

【原文】

眉起五色，其病在皮。
营变蠕动，血脉可知。
眦目筋病，唇口主肌。
耳主骨病，焦枯垢泥。

〖注〗此以色合皮、脉、肉、筋、骨，诊病之法也。凡眉间起五色，主病在皮者，以肺主皮毛也。营变五色，蠕蠕然动，主病在脉者，以营行血脉也。目起五色，主病在筋者，以肝主筋也。唇口起五色，主病在肌者，以脾主肉也。耳起五色，主病在骨者，以肾主骨也。焦枯垢泥者，乃枯骨不泽，不能外荣也。

【提要】此节阐述颜面五官的形色变化与病因病机的联系。

【白话文】

眉眼间出现各种病色，说明疾病在肌肤之表。营分出现病变，脉管出现蠕动，从血脉可以辨知。两眦发生病变可知病在经脉，因为肝主筋，开窍于目，唇口的病变反应肌肉的问题，因为脾主肌，开窍于口。耳朵出现问题是骨的病变，因为肾主骨，外窍为耳。若耳朵焦枯似泥垢，说明肾脏所主之骨问题严重。

【解读】

凡在两眉之间印堂部出现异常的颜色，提示疾病在于皮表，因为印堂是肺的部位，而肺是主皮毛的，所以说病在于皮。凡见到脉管起异常色泽而且蠕蠕搏动的，疾病在血脉，因为“营行血脉”。凡见到眼睛和眼角出现异常颜色的，疾病在于筋，因为眼目是肝之外窍，肝主筋，所以说病在于筋。凡见到嘴和唇出现异常的颜色，疾病在于肌肉，因为唇口是脾之外窍，脾主肌肉，所以说病在于肉。凡见到耳朵出现异常颜色，疾病在于骨，因为耳是肾之窍，肾主骨，所以说病在于骨。若耳轮出现枯槁焦垢似乎有泥污一样，亦是属于骨弱枯萎，不能荣泽于外的表现。

【原文】

发上属火，须下属水。
皮毛属金，眉横属木。
属土之毫，腋阴脐腹。
发直如麻，毛焦死故。

〖注〗此明毛发诊病之法也。发属心而上长，故属火也。须属肾而下长，故属水也。通身之毛，属肺而生皮，故属金也。眉属肝而横长，故属木也。腋下、阴下、脐中、腹中之毫，属脾以应四维，故属土也。凡毛发虽属五脏，然皆血液所生，故喜光泽，若发直如麻，须毛焦枯，皆死候也。

【提要】此节阐述面部不同部位以及毛发变化的病变机理。

【白话文】

头发在头部的上方，属火，为心所主，胡须在面部下方，属水，为肾所主，皮毛五行属金，眉毛横在印堂两侧，属木，毫毛属土，腋下、阴部以及脐腹周围的毫毛也属脾土所主，正常情况毛发是光泽而柔软的，若毛发直立如麻，或者焦枯不泽则说明患者病情严重，是将死之兆。

【解读】

头发生长在头部上方属心，在五行属火。胡须长在颜面下方属肾，在五行属水。周身的汗毛属肺，五行属金。眉毛横长在面部，属肝，五行属木。腋毛、阴毛以及脐部腹部的毫毛属脾，五行属土。须发毫毛虽然以它所生的部位不同而分属于五脏，但是都依赖血液的濡养，因此在正常无病的情况下应该光亮润泽。如果患病后出现头发直而乱，或是胡须、毫毛出现稿枯的情况，说明血液衰败，提示疾病预后不好。

【原文】

阴络从经，而有常色。
阳络无常，随时变色。
寒多则凝，凝则黑青。
热多则淖[1]，淖则黄红。

〖注〗此以色合络脉之诊法也。络有阴阳，随阴经之络为阴络，随阳经之络为阳络也。阴络深而在内，阳络浮而在外，在内者不可得而见也，惟从经常之色而治之，故曰有常色也。在外者可得而见，则随四时推迁变色而治之，故曰阳络无常也。然阳络之变色，亦不外乎诊色之寒热也。寒多则脉凝，凝则色青黑也，热多则脉淖，淖则色黄红也。

【提要】此节阐述阴阳络脉变化所提示的病理机转。

【注释】

①淖：［nào］，音闹。指湿而黏滞的状态。

【白话文】

阴络随着经脉的变化而变化，因此阴络颜色稳定而有常态，而阳络位置表浅，可随着时间和环境的改变而变化颜色。寒邪凝滞，凝滞则色泽黑而青，热邪胜则潮湿而黏滞，潮湿黏滞则色见黄红。

【解读】

络脉有阴络和阳络的分别。从阴经分出的络脉是阴络；从阳经分出的络脉是阳络。阴络深在内，阳络浮在外。由于阴络在内，不能看到，只是从隐现在外面的色泽去论治，所以说有常色；而阳络浮在外表，浅而可见，一般随着四时的变化而改变它的色泽，一般出现青黑色，往往显示脉络凝滞的状态，多属寒证；出现黄红色，往往显示脉络湿而黏滞的状态，多属热证。

【原文】 胃之大络，名曰虚里。

动在乳下，有过不及。

其动应衣，宗气[1]外泄。

促结积聚，不至则死。

〖注〗此明宗气诊病法也。胃之大络，名曰虚里，贯膈络肺，出于左乳之下，动不应衣，以候宗气。若动之微而不见，则为不及，主宗气内虚也。若动之应衣而甚，则为太过，主宗气外泄。若三四至一止，或五六至一止，则主有积聚也。若绝不至者，则主死矣。

【提要】此节阐述胃之大络虚里动态变化的诊断意义。

【注释】

①宗气：呼吸之气与饮食水谷之气的合称。

【白话文】

胃的其中一支较大的络脉，取名为虚里，在左乳下搏动，有搏动太激烈和太虚弱两种情况。如果搏动过于强硬，甚至隔着衣服也能看见，说明患者宗气有外泄之虞；若是搏动过于激烈或者搏动没有规律，说明体内气血存在积滞。若脉不至，或可导致死亡。

【解读】

胃的大络虚里，是从左乳下开始贯穿膈而连络于肺的，正常情况下虚里的搏动隔着衣服不能看见。若是搏动过于微弱，似乎一点也觉察不到，这是宗气内虚的不及现象；若是搏动较强，甚至从衣服外面也觉察到振动的，这是宗气外泄的太过现象。若是人气喘得很厉害，搏动而有歇止，这是宗气不守，病在中焦的现象。若是搏动三四下停一下，或搏动五六下停一下，这提示体内存在积聚问题；若是搏动断绝停而不至的，这是死亡的征兆。这些都是古人诊视虚里的经验。

【原文】　　　　　　　脉尺相应，尺寒虚泻。

尺热病温，阴虚寒热。

风病尺滑，痹病尺涩。

尺大丰盛，尺小亏竭。

〖注〗此明诊尺之法也。尺者，谓从关至尺泽之皮肤也。经曰：脉急尺之皮肤亦急，脉缓尺之皮肤亦缓，脉小尺之皮肤亦减而少气，脉大尺之皮肤亦贲而起，脉滑尺之皮肤亦滑，脉涩尺之皮肤亦涩。故曰脉尺相应也。若诊尺之皮肤寒，则主虚泻也。诊尺之皮肤热则主病温也；非病温则主阴虚寒热劳疾也。凡风病则尺之肤滑也。痹病则尺之肤涩也，气血盛则尺之肉丰盛，气血虚则尺之肉亏竭也。

【提要】此节阐述尺肤诊病的方法以及脉尺相应的理论总结和临床依据。

【白话文】

脉搏与尺肤相呼应，尺肤触之寒冷，则患者可能有虚寒性腹泻，尺肤触之热，则患者可能感受温热之邪，阴虚导致的实寒虚热，以及病风，则尺肤必是光滑而有色泽，风湿痹症尺肤必现涩滞之象，尺肤丰满则身体强悍健壮，尺肤弱小则身体亏虚枯竭。

【解读】

此节讲述诊尺的方法，尺，是指从关部至尺泽穴之间的皮肤。内经中有言：脉搏急促则尺肤部亦急促，脉搏缓慢则尺肤部亦缓慢，脉搏弱小，则尺肤部按之亦虚怯少气，脉搏洪大，则尺肤部亦按之大而有力。脉搏滑利则尺肤部亦滑利，脉搏艰涩则尺肤部亦艰涩。所以说脉尺相应。诊察尺部皮肤以区分疾病的方法是：尺肤作寒，一般多为泄泻或是气虚等病。尺肤发热，一般多是温热病。也有尺肤发热属于阴虚寒热劳瘵病的。尺肤光滑，柔润光泽的，一般多为风病。尺肤涩滞不润滑的，一般多为痹病。尺肤的皮肉丰盛壮满，多属气血盛。尺肤的皮肉亏竭瘦削，多属气血虚。

【原文】　肘候腰腹，手股足端。

尺外肩背，尺内膺前。

掌中腹中，鱼青胃寒。

寒热所在，病生热寒。

〖注〗此明肘臂之诊法也。肘上曰膊，肘下曰臂，膊臂之节曰肘，臂内曰尺，尺外曰臂。肘上候腰腹，手主候股足，臂主候肩背，尺主候胸膺，掌中主候腹中。手大指本节后名曰鱼，或有青色，或现青脉，主候胃中寒也。诊其寒热所在，何处主病生寒热也。

【提要】此节进一步阐述尺肤诊病的方法和理论依据。

【白话文】

肘部以上候腰腹，手部候大腿以及脚，尺外候肩背，尺内候胸前，双手掌侧候腹部，大鱼际发青说明胃中有寒，所有这些部位如果触之寒冷，则所候部位也必定有寒，如果触之温热，则所候部位也必定有热象。

【解读】

肘的上部（即上臂）叫做膊，肘的下部（即小臂）叫做臂，膊与臂之间的关节部叫做肘。小臂的内侧叫做尺，尺的外侧也就是小臂，手大指本节以后叫做鱼。古代医生在区分了肘臂部位名称后，就分别以肘臂的不同部位，来诊候疾病。例如：肘上的膊部候腰和腹，手候大腿和足部，小臂候肩部和背部，尺部候胸部，手掌候腹部。除了各部分候以外，如果发现鱼部有青色，或出现青脉，这多数是胃中有寒的病理特征。当触摸到膊、臂、肘、手、掌等哪一处出现了寒冷，提示它所主候的哪一部分有寒；若触摸到膊、臂、肘、手、掌等哪一处出现了发热，提示它所主候的哪一部分有热。

【原文】

诊脐上下，上胃下肠。

腹皮寒热，肠胃相当。

胃喜冷饮，肠喜热汤。

热无灼灼，寒无沧沧[1]。

〖注〗此明诊脐之法也。脐之上主候胃也。脐之下主候肠也。扪其上、下之腹皮寒热，则知胃肠有寒热相当之病也。胃中有病，每喜冷饮，肠间有病，多喜热汤，是其征也。然与之饮热，不可过于灼灼之热；与寒，不可过于沧沧之寒，盖恐其恣意有失，惟当适其寒温之宜也。

【提要】此节阐述腹部尺肤诊病的方法和理论依据。

【注释】

①沧沧：［cāng］，音苍，寒冷的样子。

【白话文】

肚脐的诊察可以分为上下两部分，上部候胃，下部候肠，腹部皮肤的寒热可以对应肠胃的寒热，胃中喜冷，说明里有热邪，肠喜热汤，说明肠中有寒，但不论患者喜冷喜热，都不可太过于寒凉或灼热。

【解读】

脐部以上多是反映胃疾患的，脐部以下多是反映肠疾患的。按诊脐上、脐下腹部皮肤的寒热，可以诊断胃肠的寒热。凡是胃中有病，每每喜进冷饮；肠间有病，则多喜进热汤，这是明显的证候。但是这些胃肠病人喝热汤和冷饮时应该注意，热汤不可过于灼热，冷食不可过于寒凉，应该适当的调节饮食的寒温，才不致于使病人由于恣意进食而加重病情。

【原文】

胃热口糜，悬心善饥。
肠热利热，出黄如糜。
胃寒清厥，腹胀而疼。
肠寒尿白，飧泻肠鸣。

〖注〗此明胃肠寒热为病之诊法也。胃中有热，则上发口糜，心空善饥。肠中有热，则泻出之物亦热，色黄如粥。胃中有寒，面清冷厥，则腹胀而疼。肠中有寒，则小便尿白，飧泻肠鸣也。

【提要】此节阐述通过口疮以及大小便的性状推断疾病属性。

【白话文】

胃中有热则口舌糜烂，心中空虚则善于饥饿，肠中有热，则大便色黄而不成形，胃中有寒，则腹胀疼痛，肠中有寒，则小便色白，肠中鸣响则多为食积腹泻。

【解读】

胃里有热，火气上发，所以出现口糜。不仅有口糜，而且常感心里发空，容易饥饿。肠里有热，则排出粪便时肛门亦有热感，粪便色黄而外形像浓稠的粥。胃中有寒，颜面发青，出现冷厥和腹部胀痛。肠中有寒，则小便色白，肠鸣而泄泻。这里所讲的，只是限于有关胃肠寒热的部分诊断方法，在实际运用上应该与前面提到的问诊中问胸腹参照施用。

【原文】

木形之人，其色必苍。身直五小，五瘦五长。
多才劳心，多忧劳事。软弱曲短，一有非良。
火形赤明，小面五锐。反露偏陋，神清主贵。
重气轻财，少信多虑。好动心急，最忌不配。
土形之状，黄亮五圆。五实五厚，五短贵全。
面圆头大，厚腹股肩。容人有信，行缓心安。
金形洁白，五正五方。五朝五润，偏削败亡。
居处静悍，行廉性刚。为吏威肃，兼小无伤。
水形紫润，面肥不平。五肥五嫩，五秀五清。
流动摇身，常不敬畏。内欺外恭，粗浊主废。

〖注〗此下五条，皆以色合形之诊法也。

木形之人，其色合青，贵乎如碧苍之润也。身直者，象木之干直也。五小者，谓头小手足小，象木之巅枝也。五瘦五长者，谓身肢象木之条细而长也。多才者，象木之用随斫成材也。多才之人，必劳于心也。多忧者，象木之性不能自静也；多忧之人，必劳于事也。若一有形质软弱曲短，皆非良材也。

火形之人，其色合赤，贵乎明也。五锐者，谓头、额、鼻、面、口，象火上之尖锐也。五反五露者，谓五官反外、露外也，象火之性，张显外露也。五偏五陋者，谓五官不正丑陋也，象火寄体，随物难定也。凡此反露偏陋，皆火败形，若神清而明，是为得火之神，则反主贵也。重气者，象火属阳，多气也。轻财者，象火之性，多散也。少信者，象火之性，易变也。多虑者，象火之明，烛物也。好动者，象火之用，不静也。心急者，象火之性，急速也。最忌神痴、气浊、色悖，则为不配，皆败形也。

土形之人，其色合黄，贵乎亮也。五圆者，象土之形圆也。五实五厚者，象土之质实厚也。五短者，象土之形敦短也。圆、实、厚、短，五者俱全，各成一形，皆为土之正形，则主贵也。面圆、头大、厚腹、美肩、美股，皆土厚实之状也。客人有信，行缓心安，皆土德性之厚也。

金形之人，其色合白，贵乎洁也。五正五方者，象金之形方正也。五朝者，金主骨，骨胳贵内朝明堂也。五润者，象金之藏于水也。偏则不方正，削则骨露陷，败亡之形也。居处静悍者，象金静而悍也。行廉性刚者，象金性洁而刚也。为吏威肃者，象金之性肃杀也。兼小无伤者，谓方正朝润，虽小无伤，金之正形也。

水形之人，其色合紫，贵乎润色。面肥不平者，象水之面广而有波也。五肥者，象水之形广大也。五嫩者，象水之性滋润也。五秀五清者，象水之质清彻也。肥嫩之质，发行常流动摇身，象水之流动不居也。常不敬畏者，象水之性趋下不上也。内欺外恭者，象水之质内虚无实也。若神气粗浊，皆主废形也。

【提要】此节阐述如何依据五行属性通过望色和望外形相结合的方式来推断人的体格和性格特征。

【白话文】

木形人皮肤青白，头小，身体挺拔，脸长，手足身材细长，博学多才，善用谋略，善于隐忍而不喜争名夺利，但不如意时常觉内心压抑和郁闷。

火形人皮肤发红，面瘦，手足小，身形上尖下阔，浓眉小眼，精神矍铄，为人有气魄，讲义气，轻财物，常为他人操劳，性情急躁，好大喜功，易冲动。

土形人身材短，脖子短，手指短，头大面圆，肩背丰满，为有福之相，性情安静，不喜吵闹，不挑剔，进取心不强，容易满足，富有包容心，对人专一。

金形人肤色偏白，身形和头脸偏方形，唇薄，眼皮薄，手背薄，天生具有领导能力，行为果断，善于用人，富有决断力和开拓力，但心高气傲，敏感而缺乏安全感。

水形人皮肤微黑，脑门和两腮比常人宽阔，肩小背长，眼皮厚，下颚厚，手背厚，交往力强，处事灵活多变，但缺乏恒心，做事缺乏条理。

【解读】

以上五节是根据《灵枢．阴阳二十五人篇》中的相关内容，按照阴阳五行学说，把禀赋不同的各种体形，归纳为木、火、土、金、水五种类型的人。将他们的肤色、体形、禀性、态度等方面的体质差异和生理特征用五行属性进行分析和归类。临床中可用来参考，但部分内容仍有待商榷，因此不详细论述。

【原文】　贵乎相得，最忌相胜。形胜色微，色胜形重。
至胜时年，加感则病。年忌七九，犹宜惧恐。
形有强弱，内有脆坚。强者难犯，弱者易干。
肥食少痰，最怕如绵。瘦食多火，著骨难全。

〖注〗此明得其形不得其色之诊法也。假如木形之人，法当色青，是为形色相得，不病而贵之形也。若见黄色或见白色，是为相胜，主病而最忌者也。见黄色者，则为形胜色，主病微；见白色者，则为色胜形，主病重也。然其生病，必至于胜木之时之年，加感外邪则病也。年忌者，谓五形之人，形色相胜者，凡至七岁，是为年忌。积九递加至十六岁、二十五岁、三十四岁、四十三岁、五十二岁、六十一岁，皆年忌之年也。当此之年，加感为病则甚。故曰尤宜戒慎恐惧也。此明形肉生死之诊法也。五形之人，得其纯者，皆谓之强，得其驳者，皆谓之弱。强者加感之邪难犯，弱者加感之邪易干也。能食形肥者、强也；若食少而肥者，非强也，乃痰也。肥人最怕按之如绵絮，谓之无气，则主死矣。食少而瘦者，弱也；若食多而瘦者、非弱也，乃火也。瘦人最怕肉干着骨，谓之消瘦，亦主死矣。

【提要】此节阐述如何通过形体和颜色的相生相克情况判断人的

强弱胖瘦以及推断疾病的预后。

【白话文】

疾病出现相应或相生的病色为佳象，若出现相克的病色则预后不佳，形色对应则病轻，形色相克则病重。外形有强弱之分，内在脏腑也有坚强和脆弱的不同，内脏坚实则病邪难侵，若内脏孱弱则容易被邪气所侵。吃的少却形体肥胖多是因为体内有痰，肥胖者肉质如棉絮一般说明体质偏弱。体瘦而多食说明体内有火，体瘦之人若肉干骨著则提示疾病预后极差，是将死之兆。

【解读】

形色为相生关系则预后良好，若为相克关系则预后差，人的体质有强弱之分。强壮的人，邪气难犯，体弱的人，邪气易侵。所谓强，就是能正常饮食而身形肥壮；若是饮食少而外形肥胖，那就不是强而是痰；若是身形肥而按上去像棉絮一样绵软，这叫做无气，是不好的现象。所谓弱，就是指饮食少而瘦削的；如果饮食多而瘦，那就不是弱而是火；身形瘦削的最怕肉干骨著，这种消瘦的现象是极不好的，提示疾病预后差，或是将死之兆。

【原文】

形气已脱，脉调犹死。
形气不足，脉调可医。
形盛脉小，少气休治。
形衰脉大，多气死期。

〖注〗此以形合脉，诊生死之法也。经曰：形气已脱，九候虽调犹死者，谓形脱无以贮气也。形气俱虚，寸口脉调可医者，谓形气未相失也。形盛而肥，脉小少气者，谓气不能胜形也。形衰而瘦，脉大多气者，谓形不能胜气也。故皆主死也。

【提要】此节阐述通过望、问、切获得的形、气、脉的情况以及疾病预后。

【白话文】

气脱神散，即使脉象调和仍不免死去；而形与气都不足的人，若脉象调和则可医治。外形强悍壮实而脉搏微弱，少气者可不治疗，而外形衰败脉搏洪大，多气则死。

【解读】

根据古人的经验，凡病人形气已经衰脱，即使他的脉象仍然和调，也是预后不佳的。因为形脱了就无以贮存气。如果形与气都虚，而寸口的脉仍然和调，一般来说是可以医治的，因为形气并没有相失。形体丰盛肥壮，而脉象小并少气的人，是气不能胜形；形体衰弱消瘦，而脉象大并多气的人，是形不能胜气。这两种情况都提示预后不良。

【原文】

颈痛喘疾，目裹肿水。
面肿风水，足肿石水。
手肿至腕，足肿至踝。
面肿至项，阳虚可嗟。

〖注〗此明形肿生死之诊法也。视其病者，人迎颈脉大动。主喘不得卧之疾也。目裹上、下肿者，主有水气之病也。从面肿起者，名曰风水，阳水也。从足胫肿起者，名曰石水，阴水也。若手肿至腕，足肿至踝，面肿至项，非水也，乃阳气虚结不还之死证也。

【提要】此节阐述水肿在不同部位的诊断意义。

【白话文】

颈项疼痛，呼吸急促伴目窠肿者为水肿，面目肿者命为风水，足部肿胀者为石水。手部水肿至腕关节，足部水肿至踝关节，面部水肿至颈项，若为阳虚则病情严重。

【解读】

此节讲述身体不同部位水肿的诊法以及生死预后。颈部人迎脉跳动显著的，往往是哮喘不能平卧之人。水气之病，其人上下眼睑多有浮肿。有一种风水症，从脸部开始肿起，颈部的人迎脉搏动也很厉害，并且还有恶风，脉浮（有时浮洪，有时浮紧），有时有热，或骨节疼痛身重等症，这属于阳水。还有一种称之为石水证，从足胫部先肿起，并有脉沉，腹满，不气喘等症状，这属于阴水。若是出现水肿从手臂到手腕，从腿部到足踝，从面部到颈项等这些情况，就不仅仅只是水肿的问题了，往往提示阳气虚结，是更严重的情况，有可能会死亡。

【原文】头倾视深，背曲肩随。
坐则腰痿，转摇迟回。
行则偻俯，立则振掉。
形神将夺，筋骨尫[1]羸。

〖注〗此明形惫死候之诊法也。经曰：夫五脏者，身之强也。头者，精明之府，头倾视深，精神将夺矣。背者，胸中之府，背曲肩随，府将坏矣。腰者，肾之府，转摇艰难，肾将惫矣。膝者，筋之府，屈伸不能，行则偻俯，筋将惫矣。骨者，髓之府，不能久立，行则振掉，骨将惫矣。凡此形神将夺，筋骨尪颓之形状，故皆主死候也。

【提要】此节阐述不同病理体态的临床意义以及预后。

【注释】

①尪：[huī]，音灰。生病的意思。

【白话文】

头部歪斜，视物不清，背部弯曲，肩背亦随之弯曲，久坐则腰部痿软，转动身体极其迟缓，行走则佝偻着身躯，站立则时时摇动像要跌倒，形神似要分离，筋骨皆颓败。

【解读】

头倾斜而目陷无光，是精神将败的形象。若背部弯曲，则肩和背都弯，是脏腑即将衰败的现象。肾位居于腰，故腰为肾之府；若腰痛而不能转动，是肾气将败的现象。筋是主管关节屈伸的，膝为大关节之一，所以膝为筋之府，膝部屈伸不利，必须曲腰扶杖才能行路，这是精将衰惫的现象。髓居骨内，故骨为髓之府，不能久立，行则振摇颤动，这是髓虚而骨将衰惫的现象。凡见到上述筋骨衰败形体惫颓的现象，都反映出形神将夺，多属于疾病到了严重危殆的阶段。

【原文】

太阴情状，贪而不仁。
好入恶出，下意貌亲。
不随时务，后动于人。
长大似偻，其色黮黮[1]。

〖注〗此明阴阳之人之情状，以别阴阳盛衰法也。太阴，阴盛而过柔，故贪而不仁也。好入恶出，阴性藏也。下意貌亲，阴性卑柔也。不随時时务，阴喜静也。后动于人，阴性迟也。长大者，阴盛之形也。似偻者，好曲身伛偻下意之态也。其色黑黮黮，阴盛之色也。此太阴人之情状也。

【提要】此节阐述太阴体质之人的常见表现。

【注释】

①黮：[dàn]，音淡。黑色的意思。

【白话文】

太阴体质之人，在性格表现上，多为阴险贪婪之人。表面看好似谦谦君子态，实际内心却恶意频频。不通时务，见人之举动而后随之，年纪较大后身体容易弯曲，呈佝偻之状，面色多为黑色，其病态症状与性格特点都比较偏激。

【解读】

太阴体质的人性格多是骄傲、奢侈、贪欲心大、追求安逸、喜欢索取不喜欢付出，表面看来随和，实际内心不懂变通，不表露喜怒情绪；事业有造就，有自知之明，有礼貌，重家庭。年长以后容易得关节疾病使身体弯曲，面色多呈暗黑色。在饮食方面可能表现：怕寒冷，喜欢吃牛肉、鱼类及厚味，多食；适用鹿茸、熊胆等药。健康及病态时特征：健康时汗液通畅，脉紧。病态时大便秘燥、小便频繁、烦渴引饮。易患目睛内痛证、怔忡证、胸膈证。

【原文】　少阴情状，小贪贼心。
喜失愠[1]得，伤害无恩。
立则险躁，寡和无亲。
行如伏鼠，易惧易欣。

〖注〗少阴，阴微而残忍，故贪小而贼心也。喜失愠得，阴性嫉妒也。伤害无恩，阴性残忍也。立则险躁，阴性危险也。寡和无亲，阴性冷落也。行如伏鼠，阴性隐伏也。易惧易欣，谓如鼠之得失，欣然而进，惧然而退也。此少阴人之情状也。

【提要】此节阐述少阴体质之人的常见表现。

【注释】

①愠：[yùn]，音远。恼怒、怒恨的意思。

【白话文】

少阴体质之人，贪图小利，有害人之心，看到别人有了损失，常常像是自己得了便宜，好伤害人，见别人获得了荣耀，自己反倒气恨恼怒，心怀嫉妒，冷酷寡恩，行为动作喜欢隐蔽，容易害怕容易高兴。

【解读】

少阴体质的人性格多是贪图小利，或有害人之心，喜欢看到别人失利，有幸灾乐祸之心，见到别人有所失，就像自己有所得，常怀嫉妒之心，见到别人获得某种荣誉，自己反而感到愤怒不平。比较冷酷无情，没有亲信，行动潜藏，容易害怕容易高兴。健康及病态时特征：健康时脉缓而弱，消化良好时无病；病态时汗多，容易泄泻，有时暴饮暴食。心理状态：安逸、虚荣心、忌妒心、掠夺心大；奢侈，喜与熟人交往，女性温顺、善良，多为家庭主妇。摄生嗜好：怕寒冷，喜欢吃鸡、羊、鹿肉；喜欢温热饮食；易感特异证：易患亡阳证。

【原文】

太阳情状，自大轩昂。
仰胸挺腹，足高气扬。
志大虚说，作事好強。
虽败无悔，自用如常。

〖注〗太阳，阳盛而过刚，故自大轩昂，仰胸挺腹，足高气扬也。好志大者，阳性好刚强也。好虚说者，阳性好夸张也。作事好强，虽事败而不悔者，以其常好自用自是，亦阳过刚，果于断也。此太阳人之情状也。

【提要】此节阐述太阳体质之人的常见表现。

【白话文】

太阳体质的人，自满骄傲，常挺起胸腹部，走路喜欢抬高双脚，说话声音粗大，好说大话，喜欢谈论高远的志向，但也只是说说而已，做事情虽然失败了也不后悔，就像什么事也没发生一样。

【解读】

太阳，是阳气旺盛并且刚硬的意思，所以太阳体质的人多半骄傲自大，性格张扬。健康及病态时特征：健康时面色白，肌肉瘦，大便润滑，小便量多且频；病态时面色黑，肥胖。交择心不广，有攻击心、夸张心、自尊心，事业失败不灰心，过于放纵性情，果断，善于疏通，交际灵活。喜欢生冷饮食，喜欢秋冬寒凉季节，忌讳辛热食物。易患外感、腰脊病及小肠病证。特异证为噎膈、反胃、呕吐。

【原文】　少阳情状，谛[1]谛[2]自贵。
志小易盈，好外不內。
立则好仰，行则好摇。
两臂两肘，常出于背。

〖注〗少阳，阳微而明小，故諟諦小察，自贵小官，志小易盈满也。好外交而不内附者，阳之性外也。立则好仰，阳之性上也。行则好摇，阳之性动也。两臂两肘常出于背者，亦阳之性喜露而不喜藏也。此少阳人之情状也。

【提要】此节阐述少阳体质之人的常见表现。

【注释】

①諟：［shì］，音视。细致的意思。

②谛：［dì］，音地。谨慎的意思。

【白话文】

少阳体质的人，谨慎而喜欢自我感觉尊贵，志向小而容易满足和炫耀，喜欢向外界寻求生活的乐趣而不喜欢独处，站姿常常是略向后仰，行动时身体摇晃，摆臂时幅度较大，这是少阳体质的性格特点。

【解读】

少阳之人，多阳少阴。性格特点：处事精细谨慎，自尊自重，擅长人际交往，不愿默默无闻的埋头工作，站立时头仰得很高，行走时惯于左摇右摆。健康及病态时特征：健康时大便粗滑、疏通。病态时呕吐下利多，鼻出血。心理状态：偏私心、虚荣心大，小聪明。细心认真办事，欲举而不欲措，骠锐好勇，刚武性强，这类人重工作，轻家庭。喜欢生冷杂食、猪肉、鸡蛋。易患表寒证、胃热证、亡阳、中风、吐血、呕吐、腹痛、结胸证；特异证有伤寒呕吐，心下结胸证，热盛则腹痛，呕吐则大热。

【原文】

得阴阳正，平和之人。
无为惧惧，无为欣欣。
婉然从物，肃然自新。
谦谦君子，蔼蔼吉人。

〖注〗此明阴阳和平人之情状也。无为惧惧者，中心有所主，而威武不能屈也。无为欣欣者，外物不能惑，而富贵不能淫也。婉然从物者，谓豁然而大公，物来而顺应也。肃然自新者，谓尊严以方外，恭敬以直内也。夫如是之人，天必祐之，人必爱之，福禄绥之，焉得不谓之谦谦君子，蔼蔼吉人也哉！明此五者，其人之阴阳盛衰，自可见矣。

【提要】此节阐述阴阳平和体质之人的常见表现。

【白话文】

阴阳平和体质的人，性格平和，即不会无故担心，也不会无故高兴，做事从容淡定，尊重他人，谦和有礼，与人相处和蔼可亲。这就是阴阳平和人的性格特征。

【解读】

此节描述阴阳平和之人的外在表现和性情。阴阳平和之人淡定从容，内心坚定，不会因为威胁和武力而屈服于人，阴阳平和之人内心幸福安和，不受外界物质诱惑，因此不会轻易改变自己的态度。这样的人生活平静安稳，不介意个人名利，不惊恐忧虑，不过度兴奋，一切顺从自然，不争胜好强，善于适应环境，不固执保守，这样的人必然受上天庇佑，必然受大众的喜欢，也必然能享受到荣华富贵，这就是人们所说的谦谦君子，也是有福之人。了解这五种阴阳体质，也可了解人体的阴阳盛衰情况。

（贺　丹）

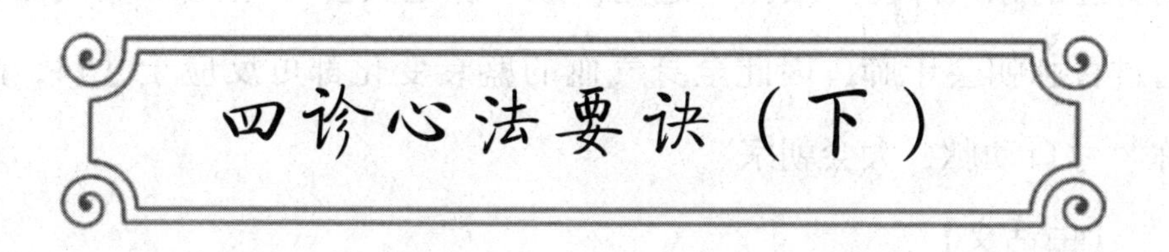

四诊心法要诀（下）

《四言脉诀》，始自汉·张仲景平脉法，宋·崔嘉彦衍之，明·李时珍删补，及李中梓又补其缺略，删其差谬，复加注释，固已文简义赅矣。然犹有与经义不合者，今皆删去，其未备者补之。

脉诊

【原文】 脉为血府，百体贯通。

寸口①动脉，大会朝宗②。

〖注〗经曰：脉者，血之府也。周身血脉运行，莫不由此贯通，故曰百体贯通也。《难经》曰：十二经中皆有动脉，独取寸口，以决生死。寸口者，左右寸、关、尺，手太阴肺经动脉也；为脉之大要会也。故曰：寸口动脉，大会朝宗也。

【提要】本节阐述寸口脉诊的生理基础。

【注释】

①寸口：指两手腕部桡动脉搏动处，此处脉约长一寸多，故称

寸口。包括寸、关、尺三部。

②大会朝宗：强调“肺朝百脉”的生理功能。寸口脉位于手太阴肺经的原穴部位“太渊”之处，是“脉之大会”，全身脏腑气血皆通过百脉朝会于肺，因此全身气血的盛衰变化都可反应于寸口，故称“寸口动脉，大会朝宗”。

【白话文】

脉管是血液运行的通道，全身血脉都相互贯通。寸口部位为桡动脉搏动之处，能反映全身气血状态，是所有脉管朝会相聚的地方。

【解读】

脉诊，是中医切诊的最主要内容。脉象的形成与心、脉关系最为直接，亦与肺、脾胃、肾等脏腑有密切的关系。各脏腑内贮藏的物质、各脏腑的功能等，均为脉象形成的基础。因此，依据脉象的变化，可以了解全身气血的运行、测知阴阳盛衰、邪正消长的情况，在诊断过程中有非常重要的作用。《素问·脉要精微论》说：“脉者，血之府也。”全身血液的运行，都是脉管贯通，环流周身，所以说脉是血之府。《难经·一难》说：“十二经皆有动脉，独取寸口，以决五脏六腑死生吉凶之法，何谓也？然，寸口者，脉之大会……寸口者，五脏六腑之所终始，故法取于寸口也。”寸口，就是两手桡动脉搏动之处，此处的脉长约一寸，所以叫做寸口，亦可称为脉口或气口。寸口包括寸、关、尺三部，以掌后高骨处为关部，关前为寸部，关后为尺部。寸口属于手太阴肺经的动脉，位于手太阴肺经的原穴部位“太渊”所在之处，十二经脉之气汇聚于此，故称“脉之大会”。肺朝百脉而主一身之气，五脏六腑的气血状况可以反映于寸口脉象的变化之中，且手太阴肺经起于中焦，为脾胃之气所归，脾胃为五脏六腑气血之海，在寸口可以观察胃气的强弱，所以说“寸口动脉，大会朝宗”。

【原文】　诊人之脉，高骨①上取。

因何名关，界乎寸尺。

〖注〗凡诊人之脉，令仰其手，视掌后有高骨隆起，即是关部脉也。医者覆手取之，先将中指取定关部，方下前后二指于寸、尺之上。病人长，则下指宜疏；病人短，则下指宜密。因其界乎寸、尺二部之间，故命名曰关。

【提要】阐述寸、关、尺三部的定位方法及关部名称由来。

【注释】

①高骨：手腕部骨骼隆突处（一说为桡骨茎突；一说为尺骨小头。笔者临床采用后者）。

【白话文】

诊脉时，切脉时首先要确定寸、关、尺部位，关部相当于腕部骨性隆突部位，关前为寸，关后为尺。以关为界进行定位。

【解读】

诊脉，最重要的是操作规范。患者应取正坐位或仰卧位，前臂自然平展，腕部与心脏置于同一水平，手腕伸直，微微内旋 30 度左右，手掌自然向侧上，手指自然放松，腕关节轻松放置于脉枕之上，使寸口部位充分伸展和凸显，局部气血畅通，便于诊察脉象。

掌后腕部隆起高骨（即尺骨小头）顶点横截面对应的桡动脉搏动处中即是关部。医生诊脉时当用左手候患者右手脉，右手候患者左手脉。以手指触觉最灵敏处（通常为指目）候脉。先以尺骨小头顶点向寸口脉做一最短直线，此直线与寸口脉皮肤的交叉点即为关脉中点。中指按定关部，然后再下食指、无名指，分别按在寸部和尺部，关前（腕侧）定寸，关后（肘侧）定尺。三指疏密要与患者手臂长短及医生手指粗细相适应，如患者手臂较长或医生手指较细，布指宜疏，反之宜密。定寸时可选取太渊穴所在位置的腕横纹上，定尺时可考虑比对寸至关的同等距离确定关到尺的长度，以明确尺的位置。

由于诊寸口脉先下指定在关部，然后食指布于寸部，无名指布于尺部，而关部又界于寸尺两部之间，故名为关。

【原文】　　至鱼①一寸，至泽②一尺。
因此命名，阳寸阴尺。

〖注〗从高骨上至鱼际，长一寸，因此命名曰寸。从高骨下至尺泽，长一尺，因此命名曰尺。寸部候上，故为阳也。尺部候下，故为阴也。

【提要】阐述诊脉寸与尺部位名称的由来。

【注释】

①鱼：鱼际穴，第1掌骨中点桡侧，赤白肉际处。

②泽：尺泽穴，在肘横纹中，肱二头肌腱桡侧凹陷处。

【白话文】

从高骨到鱼际约为一寸，从高骨到尺泽约为一尺，故此得名。寸部候上焦属阳，尺部候下焦属阴。

【解读】

从高骨所对应的关部至鱼际穴，长度约为一寸，故称之为“寸”。从高骨所对应的关部到尺泽，长度约为一尺，故称之为“尺”。寸部是候上焦的，上属阳，所以寸部属阳；尺部是候下焦的，下属阴，所以尺部属阴。

【原文】

右寸肺胸，左寸心膻[①]。
右关脾胃，左肝膈胆。
三部三焦，两尺两肾。
左小膀胱，右大肠认。

〖注〗右寸浮候胸中，沉似候肺。左寸浮候膻中，沉以候心。右关浮以候胃，沉以候脾。左关浮候膈胆，沉以候肝。两尺沉俱候肾，左尺浮候小肠、膀胱，右尺浮候大肠。膻，膻中，即包络也。五脏皆一，惟肾有二，故曰两尺候两肾也。然《内经》言腑不及胆者，以寄于肝也。不及大、小肠、膀胱者，以统于腹中也。不及三焦者，以寸候胸中，主上焦也；关候膈中，主中焦也；尺候腹中，主下焦也。此遵《内经》分配三部诊脉法也。至伪诀以大、小肠配于寸上，以三焦配于左尺，以命门配于右尺，其手厥阴包络，竟置而不言，悉属不经。滑寿以左尺候小肠、膀胱前阴之病，右尺候大肠、后阴之病，可称千古只眼也。浮外候腑，沉内候脏之说，详于卷末。

【提要】阐述寸、关、尺三部的配候脏腑的关系。

【注释】

①膻：膻中。

【白话文】

右手寸部候肺与胸中，左手寸部候心与膻中。右关候脾与胃，左关候肝与胆及横隔。寸关尺三部各分主上中下三焦。两手尺部候左右两肾。左尺又候小肠膀胱，右尺候大肠。

【解读】

寸、关、尺各部的浮候和沉候的不同，都分别反映脏腑情况。按照古人“浮外候府”、“沉内候脏”的经验，右手寸脉浮候胸中，沉候肺；左手寸脉浮候膻中（心包络），沉候心。右手关脉浮候胃，沉候脾；左手关脉浮候横膈和胆，沉候肝。左右两尺部候两肾，左尺浮候小肠和膀胱，右尺浮候大肠。五脏各配一部，只是肾处在左右两尺。这种寸、关、尺配候脏腑的方法，是根据《内经》上所列分配三部的诊法为主的。《内经》还概括的将两手寸、关、尺三部分候上、中、下三焦，即以寸候胸中，主上焦，包括了心、肺、膻中，心包；关候膈中，主中焦，包括了肝、脾、胃、胆；尺候腹中，主下焦，包括了肾、大肠、小肠、膀胱等在内。

历代医家对于寸口脉部位配候脏腑，还有很多学说。如将大小肠配于寸上，以三焦配于左尺，以命门配于右尺，而没有提及手厥阴心包络。元代的滑寿以左尺候小肠、膀胱及前阴之病，以右尺候大肠及后阴之病等。吴谦认为有些学说有悖于《内经》“浮外候腑，沉内候脏”的基本观点，是因文字传抄错误所致，因此在文末另附一条订正。

一般而言，左手寸关尺分别对应心肝肾，右手寸关尺分别对应肺脾肾（命门），但就临床而言，还需具体问题具体分析，不能生搬硬套、绝对对应。

【原文】　命门属肾，生气之原。
人无两尺，必死不痊。

〖注〗两肾之中，名曰命门。命门居两肾之中，故两尺属之。命门之少火，即肾间动气，是为生气之源也。人若无两尺脉，则生气绝矣，病者必死不能痊也。

【提要】阐述命门的生理功能及尺脉候命门的诊断意义。

【白话文】

命门属肾，是人体元阳之本，生命活力之源。如切脉见两尺无脉，则提示命门火衰，多为死症。

【解读】

命门作为脏腑之名首见于《难经》，历代各有发挥，出现了各种不同见解。主要有“左肾右命门”之说、“两肾总号命门”之说和“两肾之间为命门”之说。此处选用“两肾之间为命门”之说。

两尺候肾，命门居于两肾之中，且属肾，故亦属于尺脉所候。

据《难经》所云："命门者，谓精神之所舍也；男子以藏精，女子以系胞，其气与肾通"。命门和各脏腑的关系非常密切，历代医家大多认为命门与肾同为五脏之本，内寓真阴真阳，肾和命门是元阴（肾）和元阳（命门）所居之所，《景岳全书》曰："命门为元气之根，为水火之宅。五脏之阴气，非此不能滋；五脏之阳气，非此不能发。"《难经·八难》所谓"肾间动气"，为五脏六腑之本，十二经脉之根，呼吸之门，三焦之原。因此，命门衰竭，意味着生命即将终结。所以如果病人两手尺脉虚弱不应指，预示着生机将绝，病情危重，多为死症。

【原文】关脉一分，右食左风。
右为气口[①]，左为人迎[②]。

〖注〗阴得尺中一寸，阳得寸内九分。一寸九分，寸、关、尺脉三分分之。今日关脉一分，乃关上之一分也。左关一分名人迎，肝胆脉也。肝胆主风，故人迎紧盛，主乎伤风。右关一分名气口，脾胃脉也。脾胃主食，故气口紧盛，主乎伤食。此创自叔和，试之于诊，每多不应，然为后世所宗，不得不姑存其说。观《内经》以足阳明胃经、颈上之动脉为人迎，手太阴肺经高骨之动脉为气口，足知其谬矣。

【提要】阐述从关脉诊断伤风与伤食以及辨明气口、人迎的方法。

【注释】

①气口：此处指右脉关部。

②人迎：此处指左脉关部。

【白话文】

关脉部位确定以后，如见右关紧则主伤食，左关紧则主伤风。同时也有右寸为气口，左寸为人迎的说法。

【解读】

寸口脉的寸、关、尺三部约共占一寸多的长度，古人认为其长为一寸九分。根据寸部候人体上部属阳，尺部候人体下部属阴的“阳寸阴尺”理论，尺中约一寸，寸内约九分。分为三份，寸、关、尺三部各占一份，每份约六分有余。这里所说的“关脉一分”，是指关部所在的一份，按上文寸口脉三部配属脏腑之说，左右手关部分别候肝胆和脾胃的。诊左关出现紧盛的脉象，这主要是伤风；诊右关出现紧盛的脉象，这主要是伤食。这是因为肝胆主风，脾胃主食，所以说“右食左风”。

切脉的方法，经历了遍诊法、三部诊法和寸口诊法的变迁过程。遍诊法，即《素问》三部九候法。切脉的部位有头、手、足三部，每部又各分天、地、人三候，合而为九，故称三部九候遍诊法。三部诊法，首见于《伤寒论》，即人迎（颈动脉）、寸口（桡动脉）、趺阳（足背动脉）三脉。其中，寸口候十二经，人迎、趺阳分候胃气。后世也有去趺阳加太溪候肾气者。寸口诊法，又称“独取寸口”。始见于《内经》，详于《难经》，推广于王叔和的《脉经》。《黄帝内经》又将寸口称作“气口”。作者吴谦认为是王叔和曲解了前人的文义，混淆了足阳明胃经颈动脉搏动处的“人迎”和手太阴肺经桡动脉搏动处的“气口”，在临床实践中没有指导意义。

【原文】脉有七诊[①]，曰浮中沉。
上竟[②]下竟[③]，左右推寻。

〖注〗浮者，轻下指于皮脉间所得之脉也。沉者，重下指于筋骨间所得之脉也。中者，不轻不重，下指于肌肉间所得之脉也。上者，两寸也：竟者，即《内经》上竟上者，胸喉中事也。下者，两尺也；竟者，即《内经》下竟下者，少腹、腰、股、胫、足中事也，左右者，左右手脉也。此七诊者，乃推寻取脉之法也，非谓《内经》独大、独小、独寒、独热、独迟、独疾、独陷下七诊之脉也。

【提要】阐述切脉七种方法。

【注释】

①七诊：是指浮、中、沉、上、下、左、右七种推寻取脉的方法。

②上竟：是指寸部脉象。

③下竟：是指尺部脉象。

【白话文】

推寻诊脉的七种方法是：浮、中、沉、上、下、左、右。

【解读】

诊脉有七种推诊取脉的方法，即浮、中、沉、上、下、左、右。浮、中、沉是按下指力度区分。浮，是轻下手指，触及皮肤感受脉象；沉，是下指较重，重按在筋骨间感受脉象；中，就是下指不轻不重，手指在肌肉之间感受脉象。上、下，是指诊脉部位，即《素问·脉要精微论》所说的："……上竟上者，胸候中事也。下竟下者，少腹、腰股、膝、胫、足中事也。"上，是指寸部，反映胸、喉等部的疾病；下，是指尺部，反映少腹、腰、腿、股、小腿和脚等部的疾病。左、右，就是指的左右两手。这七种推寻诊脉的方法，在临床上要综合应用，指力从轻到重，从重到轻，前后推寻，寻找脉动最明显的特征，同时还要细心体会轻取、重按、推寻过程中左右手脉象的变化与不同。

【原文】 男左大顺，女右大宜。

男尺恒虚，女尺恒实。

〖注〗天道阳盛于左，地道阴盛于右。故男左女右，脉大为顺，宜也。天之阳在南，阴在北，地之阳在北，阴在南，阳道常饶，阴道常亏。故男寸恒实，尺恒虚，女寸恒虚，尺恒实也。

【提要】阐述男女脉象的生理性特征的差异。

【白话文】

男女脉象的正常表现一般是男子左脉稍大，两尺脉常虚，女子右脉稍大，尺脉常实，这是一种正常的生理性差异。

【解读】

古人常以阳、阴对世间万物进行分类并概括其属性。天属阳，地属阴；男属阳，女属阴；左属阳，右属阴；寸属阳，尺属阴。故男女脉象常有生理性差异，男子以左手脉稍大为正常，女子以右手脉稍大为适宜；男子寸脉较有力而尺脉稍濡软为多，女子以寸脉较濡软而尺脉较有力为多。

【原文】又有三部，曰天地人。
部各有三，九候名焉。
额颊耳前，寸口歧锐[1]。
下足三阴，肝肾脾胃。

〖注〗此遵《内经》三部九候，十二经中皆有动脉之诊法也。三部，谓上、中、下也。曰天、地、人，谓上、中、下三部，有天、地、人之名也。部各有三，九候名焉，谓三部各有天、地、人，三而三之，合为九候之名也。额、颊、耳前，谓两额、两颊、耳前也。上部天，两额之动脉，当颔厌之分，足少阳脉气所行，以候头角者也。上部地，两颊之动脉，即地仓、人迎之分，足阳明脉气所行，以候口齿者也。上部人，耳前之动脉，即和髎之分，手少阳脉气所行，以候耳目者也。寸口歧锐，谓寸口歧骨锐骨也。中部天，乃掌后经渠之次，寸口之动脉，手太阴脉气所行，以候肺者也。中部地，乃手大指次指岐骨间、合谷之动脉，手阳明脉气所行，以候胸中者也。中部人，乃掌后锐骨下神门之动脉，手少阴脉气所行，以候心者也。下足三阴，谓五里、太溪、箕门，肝、肾、脾、胃也。下部天，乃气冲下三寸，五里之动脉，足厥阴脉气所行，以候肝者也。下部地，乃内踝后跟骨傍，太溪之动脉，足少阴脉气所行，以候肾者也。下部人，乃鱼腹上越筋间，箕门之动脉，足太阴脉气所行，以候脾胃者也。

【提要】阐述“三部九候遍诊法”的切脉方法。

【注释】

①歧锐：指歧骨（第一和第二掌骨末端相交的部分）和锐骨（手掌后之高骨，即腕骨之豌豆骨的高起处，其下凹陷处为神门穴。）。

【白话文】

还有一种诊脉方法，分上、中、下三部，每部又分天、地、人三候，合而为九，故称作三部九候遍诊法。上部（头面部）的天、地、人三候为额、颊与耳前；中部（手部）天、地、人三候为寸口、歧骨与锐骨，下部（足部）天、地、人三候分别候肝肾与脾胃。

【解读】

遍诊法源于《黄帝内经》。切脉的部位有上、中、下三部，每部又各分天、地、人三候，合而为九，故称三部九候遍诊法。上部为头面，中部为手，下部为足。上部的天，是指两额部的动脉，大约位于额两旁的颔厌穴处，是足少阳脉气运行的部位，主要候头角之气；上部的地，是指两颊部的动脉，大约位于在地仓穴和大迎穴处，是足阳明脉气运行的部位，主要候口齿之气；上部的人，是指两耳前的动脉，大约在和髎穴处，是手少阳脉气运行的部位，主要候耳目之气。中部的天，是指手掌后经渠穴旁寸口脉搏动处，是手太阴脉气运行的部位，主要候肺之气；中部的地，是指两手第一和第二掌骨末端相交处的合谷穴的动脉，是手阳明脉气运行的部位，主要候胸中之气；中部的人，是指两手掌后锐骨下的神门穴动脉，是手少阴脉气运行的部位，主要候心之气。下部的天，是指气冲穴下三寸的五里穴动脉，是足厥阴脉气运行的部位，主要候肝之气；下部的地，是指两足内踝后跟骨旁边的太溪穴动脉，是足少阴脉气运行的部位，主要候肾之气；下部的人，是指位于大腿内侧形如鱼腹的股内收肌群处的箕门穴动脉，是足太阴脉气运行的部位，主要候脾胃之气。

因“三部九候遍诊法”操作复杂，需要遍诊全身各处，临床可操作性差，后世医家多改用“独取寸口”的寸口脉诊法。但这不等于说三部九候遍诊法没有价值，我们在掌握了寸口脉诊法后，可以学习和尝试结合遍诊法进行临床观察，特别是对一些疑难杂症，可能会有一些提示作用。

【原文】 寸口大会，五十合经①。
不满其动，无气必凶。
更加疏数②，止还不能。
短死岁内，期定难生。

〖注〗寸口动脉，五十一止，合于经常不病之脉也。若四十动一止，一脏无气，主四岁死。三十动一止，二脏无气，主三岁死。二十动一止，三脏无气，主二岁死。十动一止，四脏无气，主一岁死。不满十动一止，五脏无气，若更乍数乍疏，止而不能即还，则可期短死，一岁之内，必难生也。

【提要】阐述脉诊的时长要求及诊满五十次脉动的意义。

【注释】

①经：经常、正常、平常。

②疏数：脉搏忽快忽慢、没有规律。

【白话文】

寸口诊脉必须静候五十动。诊脉在五十动之间，脉搏均匀和缓，也没有间断，这是气血正常运行之象。如五十动内出现歇止现象，则预示着脏腑气衰，预后多不良。如见脉来忽快忽慢，毫无节律，歇止时间较长、迟迟不复等现象，短期内就可能会有危险产生。

【解读】

此节是对《灵枢·根结》中“一日一夜五十营，以营五脏之精，不应数者，名曰狂生。所谓五十营者，五脏皆受气，持其脉口，数其至也。五十动而不一代者，五脏皆受气。四十动一代者，一脏无气。三十动一代者，二脏无气。二十动一代者，三脏无气。十动一代者，四脏无气。不满十动一代者，五脏无气。予之短期，要在终始。所谓五十动而不一代者，以为常也。以知五脏之期，予之短期者，乍数乍疏也。”的解释。

古人诊脉，要求必须至少诊满五十动，一方面，说明诊脉需有一定的时间长度，才能辨清脉象。另一方面，通过诊察寸口脉搏动过程中歇止的次数，可以反映脏气的盛衰。

经脉之气，一日夜循行于体内五十次，运行五脏的精气，使五脏能够普遍的接受到精气。若不能循行五十次，就是病理表现了。如果在五十动中没有歇止，说明五脏健全，精气充盛；若在四十动中出现一次歇止的，说明一脏气衰；在三十动中出现一次歇止的，说明有二脏气衰；在二十动中出现一次歇止的，说明有三脏气衰；在十动中出现一次歇止的，说明有四脏气衰；不满十动就出现一次歇止的，是五脏脏气衰微的表现。若脉动忽快忽慢、毫无规律，或是歇止时间较长而不能迅速恢复搏动，更短期内疾病将迅速恶化的表现了。

虽然寸口脉的搏动节律能够反映脏腑精气的盛衰状态，但也应结合病情及四诊情况综合分析，不可过于一一对应，以免误诊。

【原文】 五脏本脉，各有所管。

心浮大散，肺浮涩短。

肝沉弦长，肾沉滑软。

从容而和，脾中迟缓。

〖注〗此言五脏各有所管之本脉，必皆不大不小，从容而和，始为五脏不病之脉也。

【提要】阐述五脏本脉（指正常生理脉象）的表现。

【白话文】

五脏的正常生理脉象各有不同，心的本脉常表现为稍浮、大、散的脉象；肺的本脉常表现为稍浮、涩、短；肝的本脉常表现为稍沉、弦、长；肾的本脉常表现为稍沉、滑、软；脾的本脉常表现为稍冲和、迟缓。各脏本脉脉象总体上要有胃气、有神、有根，应该表现为从容和缓有神。

【解读】

诊脉应知“以常达变”。只有掌握正常生理脉象，才能辨别病脉。五脏的本脉就是各脏腑生理功能正常表现的“平脉”，虽各有特点，但总体上应符合平脉有胃、有神、有根的基本特点。以三部有脉、从容和缓、柔和有力、节律一致为主要表现。

【原文】四时平脉，缓而和匀。

春弦夏洪，秋毛①冬沉。

〖注〗此言四时各有应见之平脉，必皆不疾不徐，缓而和匀，始为四时不病之脉也。

【提要】阐述四季平脉的特点。

【注释】

①毛：毛脉，又称浮脉，指脉象应指轻如鸿毛。

【白话文】

平脉总体上应该表现为和缓从容，柔和有力，节律均匀。但也会随着四时季节气候的改变而动态变化，春季脉象微显弦象，夏季脉象微显洪大，秋季脉象微显浮象，冬季脉象微显沉象。

【解读】

中医学认为，人与自然是一个统一体，人体的变化与自然界的变化密切相关。随着四季气候的变化，脉象也会出现不同的生理性变化，呈现出不同的脉象特征。春季，脉象会微显弦象，这是因为春季阳气初升，寒气未尽，万物始生，肝木当令，人体气机既欲升发又受约束，所以脉象表现为端直以长，状如弓弦，称为弦脉。夏季，脉象会微显洪象，这是因为夏季阳气最旺，万物盛长，心火当令，脉来势盛而去势衰，称为洪脉。秋季，脉象会微显浮象，这是因为秋季阳气始衰，万物收成，肺金当令，出现脉位表浅而不弱的脉象。冬季，脉象会微显沉象，这是因为冬季阳气收敛，万物潜藏，肾水当令，脉位沉而应指有力。需要特别强调的是，虽然四季脉象的不同，可以是正常的生理性变化。但应该是和缓从容、柔和有力，节律均匀的状态，若有太过或不及，仍可能是病脉的表现。

【原文】　太过实强，病生于外。
不及虚微，病生于内。

〖注〗外因六气——风、寒、暑、湿、燥、火之邪，脉必洪大紧数，肱长滑实而太过矣。内因七情——喜、怒、忧、思、悲、恐、惊之伤，脉必虚微细弱，短涩濡芤而不及矣。

【提要】阐述脉象太过不及的表现及其诊断意义。

【白话文】

脉象表现为强实有余太过之象者，病多生于外感；表现为虚微不足之象者，病多生于内伤。

【解读】

脉象出现洪、大、紧、数、弦、长、滑、实等太过的表现，多由于六淫风、寒、暑、湿、燥、火等外感病因的侵袭体表，因正气奋起抗邪，邪正斗争较为剧烈，所以常表现为强实有力的脉象。脉象出现虚、微、细、弱、短、涩、濡、芤等不足的表现，多由于喜、怒、忧、思、悲、恐、惊等内伤病因影响人体，因为内伤病因易造成脏腑气血阴阳津液精的虚损不足，所以常表现为虚弱不及的脉象。

虽然脉象的实强虚微能够在一定程度上反映疾病的直接病因，但也不可过于绝对。临床上也可见到外感病中脉象表现不及和内伤病中脉象表现太过的情况。

【原文】 饮食劳倦，诊在右关。

有力为实，无力虚看。

〖注〗凡病外不因六气，内不因七情，为不内外因，内伤饮食劳倦也。饮食伤胃，劳倦伤脾，故诊在右关。饮食伤形为有余，故右关脉有力。劳倦伤气为不足，故右关脉无力也。三因百病之脉，不论阴、阳、浮、沉、迟、数、滑、涩、大、小，凡有力皆为实，无力皆为虚。经曰：诸阳脉按之不鼓，诸阴脉按之鼓甚。此之谓欤！

【提要】阐述饮食劳倦等内伤病因致病虚实的脉象特点。

【白话文】

饮食劳倦引起的疾病，常可以从右手关脉的脉象中诊察出异常表现。如诊得右手关部脉象有力，多为实证；若见到右手关部脉象无力，则多为虚证。

【解读】

对于病因的认识，可以概括为外因、内因和不内外因。外因以风、寒、暑、湿、燥、火六淫之邪为主，内因以怒、喜、忧、思、悲、恐、惊七情等所伤为多，不内外因常见于饮食劳倦所伤。饮食失宜易伤胃，劳倦太过易伤脾。按照前文所述脉象分部与脏腑的对应关系，右手关部的脉象表现与脾胃功能关系密切，因此饮食劳倦所伤的病证，常见右手关部脉象表现异常。饮食过度，暴饮暴食，易阻滞胃气，为有余的实证，因此右手关部脉象常表现为有力；劳倦太过，易伤脾气，为不足的虚证，因此右手关部脉象常表现无力。

因此，各种疾病，不论它出现阴、阳、浮、沉、迟、数、滑、涩、大、小等各种脉象，都可按照有力者为实，无力者为虚来诊断。尤其是在出现所谓“脉证不符”的情况下，特别要注意虚实的判断，常以脉象作为把关的证据。如《素问·至真要大论》所言的“诸阳脉按之不鼓，诸阴脉按之鼓甚。”就是这种情况。张景岳认为：“脉至而从者，为阳证见阳脉，但按之不鼓……亦不得认为阴证。”这就明确指出即使临床表现为阳热之象，也出现了浮取洪数等阳脉，但按之不鼓、指下无力，则也可能是阴证虚证，不可误诊为阳证。反之，阴证虽见阴脉，但按之鼓甚而盛者，也可能是阳证实证，也不可误诊为阴证。

【原文】　凡诊病脉，平旦[1]为准。
虚静宁神，调息细审。

〖注〗经曰：常以平旦，阴气未动，阳气未散，饮食未进，经脉未盛，络脉调匀，气血未乱，乃可诊有过之脉。又曰：诊脉有道，虚静为宝。言无思无虑，以虚静其心，惟神凝于指下也。调息细审者，言医家调匀自己气息，精细审察也。

【提要】阐述诊脉的最佳时间及注意事项。

【注释】

①平旦：清晨。

【白话文】

医生诊察患者脉象的最佳时间是清晨，诊脉时要宁神静气，调整呼吸，充分集中注意力，细心审察。

【解读】

诊脉以清晨最为适宜。因为清晨人体刚刚清醒，阴气还没有被扰动，阳气尚没有被耗散，患者尚未进食，经脉尚未充盛，络脉比较调匀，气血没有明显升散动乱。此时的脉象处于被其他因素干扰最少的状态，最容易反映出气血运行的真实情况，因此，也最容易发现异常的脉象表现。

这里说的是诊脉最佳时间，并不是说其他时间就不能诊脉了。而且，除了住院病人，多数病人此时应在家中，可操作性不强。因此，此处强调的是诊脉时，医生和病人都应调整到最平静的状态，医患双方宁神静气，排除杂念，调匀呼吸，病人气血平和，医生集中思想，全神贯注的体会指下感觉，这样才能更为精准地诊察到反映患者身体气血运行状态的最真实脉象。

【原文】

一呼一吸，合为一息。

脉来四至，平和之则。

五至无疴，闰[1]以太息。

三至为迟，迟则为冷。

六至为数，数则热证。

转迟转冷，转数转热。

〖注〗医者调匀气息，一呼脉再至，一吸脉再至，呼吸定息，脉来四至，乃和平之准则也。然何以五至无痾乎？人之气息，时长时短，凡鼓三息，必有一息之长；鼓五息，又有一息之长，名为太息；如三岁一闰，五岁再闰也。言脉必以四至为平，五至便为太过；惟正当太息之时，始曰无痾。此息之长，非脉之急也；若非太息，正合四至也。至于性急之人，五至为平脉，不拘太息之例，盖性急脉亦急也。若一息而脉三至，即为迟慢而不及矣；迟主冷病。若一息而脉遂六至，即为急数而太过矣，数主热病。若一息仅得二至，甚而一至，则转迟而转冷矣。若一息七至，甚而八至、九至，则转数而转热矣。一至、二至、八至、九至，皆死脉也。

【提要】阐述平人脉象的速率表现及迟、数脉的诊断意义。

【注释】

①闰以太息：闰是加的意思。平人正常的呼吸之中，偶而有一次呼吸较长的情况。

【白话文】

一呼一吸为一息，脉搏跳动四次，是正常和缓的状态。如果一息五次，也多属无病现象，因为有时有一息时间稍长。如一息脉动三次，属迟脉，迟脉主病为寒；如一息之中脉动六次，为数脉，主病为热。脉象越迟则寒证越重，脉象越数则热证越重。

【解读】

古代医家没有方便的计时工具，常用自己一次呼吸的时长，去测量患者的脉率。所谓一息，就是指一次平静吸气和呼气的时间长度。一般一息脉动四次，是常见的正常表现。但人的呼吸频率不尽相同（正常人呼吸为每分钟12～20次），有些人有时一息时间稍长，古人称之为“太息”。因此，如果一息脉动五次，也可属正常无病的脉象。一息脉动三次，属于迟脉，迟脉多主寒证。一息脉动六次，属于数脉，数脉常主热证。而且，一息脉动次数越少，说明寒邪越盛，一息脉动次数越多，说明热证越重。如果一息脉动只有一到两次，或一息脉动多达八到九次，多说明病情危重，预后极差。

【原文】迟数既明，浮沉须别。
浮沉迟数，辨内外因。
外因于天，内因于人。
天有阴阳，风雨晦明。
人喜忧怒，思悲恐惊。

〖注〗浮脉法天，候表之疾，即外因也。沉脉法地，候里之病，即内因也。外因者，天之六气：风（风淫末疾）、寒（寒淫阴疾）、暑（暑淫心疾）、湿（湿淫腹疾）、燥（燥淫涸疾）、火（火淫阳疾）是也。内因者，人之七情：喜伤心，怒伤肝，忧思伤脾，悲伤肺，恐伤肾，惊伤心也。

【提要】阐述浮脉和沉脉的诊断意义。

【白话文】

掌握了迟脉和数脉的诊断意义以后，还须辨别脉象的浮沉。脉象的浮沉迟数，主要用于鉴别病因是内因还是外因。浮脉多主外因致病；沉脉多主内因致病。外因多指外感六淫等邪气，内因多为七情内伤等病因。

【解读】

浮脉之象是“举之有余，按之不足”“轻取即得，重按反减”。主要表现为轻取的时候很明显，中取稍差一些，沉取就更差。指下的感觉，包括跳动的力度在中取和沉取的时候都不明显。沉脉之象则是“举之不足，按之有余”“轻取不得，重按始得”。主要表现为轻取时脉搏跳动不明显，但随着力度的加大，指下脉搏跳动越来越明显，重按是脉象最为明显。浮脉多主表证，沉脉多主里证。表证多由六淫邪气等外感因素所致。但不应局限，凡是能引起邪正斗争主要在体表部位的致病因素都能成为表证的病因。里证一般由内伤七情等内因所致。但是也有其他因素导致里证而出现沉脉的。

【原文】　浮沉已辨，滑涩当明。

涩为血滞，滑为气壅。

〖注〗此上六脉，为诸脉之提纲。以浮沉统诸浮上沉下之部位也，以迟数统诸三至、六至之至数也，以滑涩统诸滑流涩滞之形状也。脉象虽多，然不属部位，则属至数，不属至数，则属形状，总不外此六脉，故为诸脉之提纲也。

【提要】阐述滑脉和涩脉的诊断意义。

【白话文】

辨清浮沉后，还要辨别滑脉涩脉的诊断意义，涩脉多主血行瘀滞，滑多因气机壅塞。

【解读】

滑脉是临床上最常见的重要脉象之一，其脉势非常流畅，它的指下感觉是脉搏从无名指到食指，传导的非常流利顺畅，刚感觉到尺脉的搏动，立马就感觉到寸脉的搏动。与之相反，涩脉的指下感觉是这个时间差变长，但这个差别非常小，所以要经过长期的临床实践训练才能掌握，因此古人曾说："弦紧难分，涩脉难候"。涩脉，多是由血行瘀滞、运行不畅所致；滑脉，多是由气机壅塞所致。

以上提到的迟、数、浮、沉、滑、涩是六种单纯脉象，迟、数是指脉率，浮、沉是指脉位，滑、涩是指流利度，其他复合脉象常常由它们构成。虽然临床上脉象纷繁复杂，但都能从速率、位置和流利度三个方面来进行分类。因此，古人常以这六种脉象作为脉象分类的依据。

【原文】浮脉皮脉，沉脉筋骨。
肌肉候中，部位统属。

〖注〗皮脉取之而得者，谓之浮脉。筋骨取之而得者，谓之沉脉。此以上、下部位而得名也。凡脉因部位而得名者，皆统乎浮沉，故曰部位统属也。心肺俱浮，以皮毛取之而得者，肺之浮也；以血脉取之而得者，心之浮也。故曰浮脉皮脉。肝肾俱沉，以筋平取之而得者，肝之沉也；以至骨取之而得者，肾之沉也。故曰沉脉筋骨。肌肉在浮沉之间，故曰候中也。

【提要】阐述浮、中、沉的诊脉方法。

【白话文】

诊察浮脉的方法是手指轻放，按在皮毛血脉这一偏表浅的层次体会脉搏变化；诊察沉脉的方法是重按着骨，按在筋骨层次体会脉搏的变化；浮沉之间则是中取，大约是按至肌肉层次体会脉搏变化。浮、中、沉都指按脉位深浅的不同来分类的。

【解读】

浮脉是指手指轻放、自然落下，在皮毛血脉等偏表浅的层次上诊察到的脉象；沉脉是指下指重按，在筋骨层次诊察到的脉象；浮沉之间是中取，手指在肌肉之间诊察脉象。浮和沉是指脉搏部位的，故又以上、下来表述。凡是搏动部位深浅不同的脉象，都可以按浮沉来分类。

肺主皮毛、心主血脉，故常可从皮毛、血脉等表浅部位来诊察脉象，判断心、肺功能是否异常，所以说“浮脉皮脉”。肝主筋，肾主骨，故肝、肾两脏系统的疾患，常可从筋骨等较深的层次来诊察脉象帮助判断，所以说“沉脉筋骨”。而肌肉介于皮肤血脉和筋骨之间，故可在中取的脉象上找到诊断的依据，所以说“肌肉候中”。

【原文】

浮无力濡，沉无力弱。
沉极力牢，浮极力革。

〖注〗浮而无力谓之濡脉，沉而无力谓之弱脉，浮而极有力谓之革脉，沉而极有力谓之牢脉。

【提要】阐述与浮、沉有关的濡、弱、牢、革等复合脉的脉象特征。

【白话文】

浮而无力的脉称为濡脉，沉而无力的脉称为弱脉，沉而极有力的脉称之牢脉，浮而极有力的脉称之革脉。

【解读】

濡、弱、牢、革四种脉，都是表现为脉位和搏动力度不同的脉象。

浮而无力的脉象，称为濡脉。濡脉的搏动力度明显不足，且指下感觉脉管壁柔软，甚至感到脉体模糊，边界不清，因此可以认为濡脉是软脉的一种。很多人将濡脉的指下感觉分解为浮、细、软、无力这样几个特征，但实际上也有少部分不浮不细的。沉而无力的脉象，叫做弱脉。弱脉，浮取时指下感觉不明显，中取沉取虽能感到脉搏跳动，但仍觉无力。临床上，弱脉往往兼有细象或软象，实际上是脉搏无力的衍生感觉。

浮而极有力的脉象，叫做革脉。革脉之象是浮大而弦紧、中取沉取按之明显无力且弦紧顿失。沉而极有力的脉象，叫做牢脉。牢脉是一种沉弦而实、常兼大而长的脉象。牢脉和革脉的指下感觉正好相反，革脉浮取坚实，而中下空虚；牢脉重按坚实，而浮取中取无力。

【原文】　三部有力，其名曰实。
三部无力，其名曰虚。

〖注〗浮、中、沉三部俱有力，谓之实脉。浮、中、沉三部俱无力，谓之虚脉。

【提要】阐述实脉和虚脉的脉象表现。

【白话文】

浮、中、沉三部皆有力的脉是实脉，浮、中、沉三部皆无力的脉是虚脉。

【解读】

浮、中、沉三部皆有力的称为实脉。实脉表现为脉搏搏动力度明显超过正常人而不够软。但临床上有的实脉浮取时，并不特别明显，而在中取、沉取时表现有力，甚至还有点大。浮、中、沉三部都无力的称为虚脉。虚脉是临床常见脉象之一，一般会把它作为无力脉的总称。临床上常见的虚脉是浮取脉搏虽明显，但较软，甚至比正常脉象和软脉更无力，而且中取沉取也均明显无力，甚至沉不应指。

【原文】　三部无力，按之且小。
似有似无，微脉可考。

〖注〗浮、中、沉三部极无力，按之且小，似有似无，谓之微脉。

【提要】阐述微脉的脉象表现。

【白话文】

浮、中、沉三部皆非常无力，按之脉小，似有似无者，是微脉的表现。

【解读】

微脉，即脉搏微弱到似有似无的状态。微脉极其微弱，按之欲绝，似有似无，重按起落不明显，至数不清；可以脉细，也可以不细。在一些医籍中，复合脉中提到“微”时，往往不是指微脉，而是形容脉象的程度，如“微滑”“微数”，是略微、少许的意思，应注意甄别。

【原文】 三部无力，按之且大。

涣漫不收，散脉可察。

〖注〗浮、中、沉三部极无力，按之且大，涣漫不收，谓之散脉。

【提要】阐述散脉的脉象表现。

【白话文】

浮、中、沉三部皆非常无力，而且按之脉大，涣散无根，至数不齐，是散脉的表现。

【解读】

脉搏浮、中、沉三部均非常无力，脉搏忽大忽小，忽隐忽现，虽大亦显散乱，乍隐则感飘忽。散脉往往浮大无力而乱，中取渐空，重按无根，按之感到散漫无根，古人形容“散若杨花无定踪”。

【原文】 惟中无力，其名曰芤[①]。

推筋着骨，伏脉可求。

〖注〗浮、沉有力，中取无力，谓之芤脉。推筋着骨，按之始得，谓之伏脉。以上十脉，皆以部位而得名者，故皆统于浮沉也。

【提要】阐述芤脉与伏脉的脉象表现。

【注释】

①芤：[kōu]。葱的别名。此处形容脉象浮大中空无力，如按葱管。

【白话文】

浮、沉两部有力而中取无力的脉象，称为芤脉。须推寻重按至筋骨才可探查的脉象，称为伏脉。

【解读】

芤是葱管之意，芤脉的指下感觉如同手触葱管，中空而边实。芤脉的脉搏浮取虽明显，但稍加力度即感脉动无力，主要表现为中取两边略弹指而中空。此时上部的脉管已经按下，脉搏的力度顿减，而出现中空的感觉，而两边的脉管壁的应指之力尚存，故略有弹指。重按触到筋骨才可察觉的脉象，称为伏脉。伏脉是一种比沉脉更沉的脉象，浮取、中取均不可见，沉取稍现，仍不明显，只有重按触到筋骨，才能明显感觉到脉象的搏动。

【原文】　　三至为迟，六至为数。

〖注〗一呼一吸，谓之之一息。一息三至，谓之迟脉。一息六至，谓之数脉。此以脉之至数而得名也。凡脉因至数而得名者，皆统乎迟数也。

【提要】阐述迟脉和数脉的脉象表现。

【白话文】

脉来一息三至称为迟脉，一息六至称为数脉。

【解读】

一息三至者，称为迟脉；一息六至者，称为数脉。迟脉、数脉，都是以脉的至数（脉率）来命名的。因此，凡是以至数定义脉象的，都可以归属于迟、数两类脉。

【原文】　四至为缓，七至疾脉。

〖注〗一息四至谓之缓脉，一息七至谓之疾脉。

【提要】阐述缓脉和疾脉的脉象表现。

【白话文】

脉来一息四至，称为缓脉，一息七至，称为疾脉。

【解读】

一息四至者，称为缓脉；一息七至者，称为疾脉。历代医家对于缓脉的界定，并不完全一致。多数医家，均将脉搏缓慢定义为“缓脉”，而在《伤寒论》中，其太阳中风表证“脉浮缓”的“缓”，却是一种复合脉，即脉势“软”和脉率“缓”的综合，而且以脉势柔软为主要特征。疾脉是一息七至，甚至八至以上，是一种持续性的急促脉象，而不是阵发性的。而且疾脉与数脉不仅是至数上的差别，更有临床意义的不同。

【原文】

缓止曰结，数止曰促。
凡此之诊，皆统至数。
动而中止，不能自还，
至数不乖[①]，代则难痊。

〖注〗四至缓脉，时而一止，谓之结脉。六至数脉，时而一止，谓之促脉。结促之脉，动而中止，即能自还。若动而中止，不能自还，须臾复动，或十至或二三十至一止，其至数不乖，谓之代脉。难痊，谓不满五十动而止，合经难痊之死脉也。以上五脉，皆以至数而得名者，故皆统于迟数也。

【提要】阐述促脉、结脉和代脉的脉象表现。

【注释】

①乖：本义指背离、违背、不和谐。此处意为不规律。

【白话文】

脉缓而有歇止者，称为结脉：脉数而有歇止者，称为促脉。结脉和促脉，都是脉搏时而歇止，随后继续搏动，主要根据至数来区别。但如果时来歇止，需要较久才能恢复搏动，而且止有定数者（如每跳五次停一次；或每跳三次停一次，甚至有每跳两次停一次的），称为代脉，一般预后不良。

【解读】

结脉的表现是脉象一息四至以下、时而歇止。促脉的表现是一息脉六至以上、时而歇止。结脉和促脉的歇止是没有规律的，但很快能自行恢复。代脉的表现则是脉搏时而中止，不能继续搏动，要经过较长的时间才能恢复搏动。而且代脉的歇止是有规律的，每次都间隔相同的脉搏次数出现一次歇止。临床上见到代脉多为不满五十动歇止一次，往往是危重病证，预后不良。

以上介绍的缓、疾、结、促、代等五种脉，都与脉率变化有关，所以统属于迟、数两类脉。

【原文】

形状如珠，滑溜不定。
往来涩滞，涩脉可证。

〖注〗形状如珠，滑溜不定，谓之滑脉。进退维艰，往来滞涩，谓之涩脉。此以脉之形状而得名也。凡脉以形状而得名者，皆统乎滑涩也。

【提要】阐述滑脉和涩脉的脉象表现。

【白话文】

脉象表现是如盘走珠，流利光滑，称为滑脉；而脉来艰涩，阻滞不畅的脉象，称为涩脉。

【解读】

脉形如珠，圆滑流利，光滑不定，称为滑脉。滑脉是临床上最常见的重要脉象之一，其脉搏的流利度超过了正常脉象。因此，滑脉就是异常流利的脉象。滑脉的指下感觉，是从无名指感觉到跳动到食指感觉到跳动的时间差很短，刚感觉到尺脉的搏动，立刻就感觉到寸脉的搏动。脉来艰涩，阻滞不畅的脉象称为涩脉。与滑脉相反，涩脉的指下感觉就是从尺脉搏动到寸脉搏动的时间差变长。涩脉也是临床上非常常见的脉象之一，也是单因素并具有独立诊断意义的脉象之一，但也是较难体会和掌握的脉象。它不像浮、沉、迟、数等脉象那么好体会，故古人常言："弦紧难分，涩脉难候。"古人形容涩脉是"如轻刀刮竹，参五不调"，往来艰涩，这是通常所说的涩脉。此外，还有学者提出"去速"的涩脉，这种涩脉的基本指感特征是脉搏收的特别快，即刚感到脉搏最明显最有力时，立即就感觉到其搏动几乎完全消失。其构成的要素是，不论脉来是缓是速，也不论脉来是否流畅，只要是收的非常快，即可诊断为"去速"的涩脉。

滑脉和涩脉，都是以脉的形象和状态而命名的。因此凡是以形象和状态命名脉象的，都统属于滑、涩两类脉象。

【原文】　　弦细端直，且劲曰弦。
紧比弦粗，劲左右弹。

〖注〗状类弓弦，细而端直，按之且劲，谓之弦脉。较弦则粗，按之且劲，左右弹指，谓之紧脉。

【提要】阐述弦脉和紧脉的脉象表现。

【白话文】

状如弓弦，细而端直，按之强劲的脉象，称为弦脉；较弦脉粗，按之左右弹指的脉象，称为紧脉。

【解读】

古人形容弦脉"端直以长，如按琴弦"。弦脉脉来应指时，指下感觉端直而细长，像是按在琴弦上那样有弹指的感觉。紧脉“往来有力，左右弹人手，如转索无常，如切绳，如纫镶线。”紧脉的指下感觉是脉感紧绷，比弦脉更粗一些，不仅左右弹指，而且横向也有绷急感，脉管与周围组织界限明显。

【原文】 来盛去衰，洪脉名显。
大则宽阔，小则细减。

〖注〗上来应指而盛，下去减力而衰，谓之洪脉。脉形粗大阔然，谓之大脉。脉形细减如丝，谓之小脉，即细脉也。

【提要】阐述洪脉、大脉、小脉的脉象表现。

【白话文】

脉体宽大，来势汹涌，去时力弱的脉象，称为洪脉；脉体宽大，但无汹涌之势的脉象，称为大脉；脉来如丝，细小势弱的脉象，称为小脉。

【解读】

脉体宽大而有力，来势汹涌，但去时脉势较衰的脉象，称为洪脉。无论浮中沉取，洪脉的脉体都较正常脉象宽大，浮取、中取时脉象有力，沉取时脉力较浮取和中取大减，甚至有时会带有虚弱之象。

脉体宽大者，称为大脉。大脉脉体虽与洪脉相似，但无洪脉的汹涌来势。

脉体细小如丝线的脉象称为小脉，通常认为小脉与细脉是同脉异命。

【原文】　如豆乱动，不移约约①。

长则迢迢②，短则缩缩③。

〖注〗其形如豆，乱动约约，动摇不移，谓之动脉。来去迢迢而长，谓之长脉。来去缩缩而短，谓之短脉。以上八脉，皆以形状而得名者，故皆统于滑涩也。

【提要】阐述动脉、长脉、短脉的脉象表现。

【注释】

①约约：约束，形容脉搏在一定范围内搏动。

②迢迢：长远，形容脉长的样子。

③缩缩：短缩，形容脉短的样子。

【白话文】

脉形如豆，乱动不安，但仍在一定范围内搏动的脉象，称为动脉。寸口脉盈越三指，超过本位的脉象，称为长脉。寸口脉短，不满三指的脉象，称为短脉。

【解读】

动脉形如豆粒，乱动不安，没有规则。《脉经》言动脉“动无头尾，其形如豆，厥厥动摇，必兼滑数”，是认为动脉只有在关部跳动摇晃明显，寸、尺两部不明显，故曰“动无头尾”，而且常有滑数之象。

长脉是对于指下感觉到的脉管长度而言，不仅寸关尺三部满指，而且在寸之前和（或）尺之后依然有脉搏的跳动。

短脉即指下感觉到的脉管长度不满三指，或寸脉的前半指无脉动，或尺脉的后半指无脉动，或兼而有之。

以上阐述的弦、紧、洪、大、小、动、长、短八种脉象，主要是以形象和状态来定义的，所以统属于滑、涩两类脉。

【原文】

浮阳主表，风淫六气。
有力表实，无力表虚。
浮迟表冷，浮缓风湿。
浮濡伤暑，浮散虚极。
浮洪阳盛，浮大阳实。
浮细气少，浮涩血虚。
浮数风热，浮紧风寒。
浮弦风饮，浮滑风痰。

〖注〗浮，阳脉主表。风邪六气外因之病，皆从表入，故属之也。浮而有力，表实风病也；浮而无力，表虚风病也。迟，寒脉也，故曰表冷。缓，湿脉也，故曰风湿。濡，气虚脉也，气虚则伤暑，故曰浮濡伤暑也。散，气散脉也，气散则虚极，故曰浮散虚极也。浮洪，阳盛脉，故曰阳盛也。浮大，阳实脉，故曰阳实也。细，气少脉，气少不充，故曰气少也。涩，血少脉，血少枯滞，故曰血虚也。数，热脉也，故曰风热。紧，寒脉也，故曰风寒。弦，饮脉也，故曰风饮。滑，痰脉也，故曰风痰。

【提要】阐述浮脉及其相兼脉的一般诊断意义。

【白话文】

浮脉属阳，主表证，主外感六淫之邪侵袭人体。浮而有力主表实，浮而无力为表虚。浮而兼迟主表寒，浮而兼缓主风湿，浮而兼濡主伤暑，浮而兼散属虚劳，浮而兼洪主阳盛，浮而兼大属阳实，浮而兼细主气虚，浮而兼涩主血虚，脉浮而数主风热，脉浮而紧属风寒，浮而兼弦主风饮，浮而兼滑主风痰。

【解读】

浮脉的特点是轻取即得、重按反减，其位置偏浅，故属阳。外感六淫等邪气侵袭人体，首犯肌肤皮毛，机体为抵御外邪，正气亦趋向体表，与邪相争，故往往出现浮脉，所以浮脉多主表证。外邪侵袭人体，若人体卫气充盛，抗邪有力，就会与邪气剧烈交争于表，故手指触及皮肤时会感到脉浮而有力，属表实证；如果人体卫气不足，不能御邪，则会出现脉象虽浮，但应指无力的表现，属表虚证。

迟脉主寒，故脉浮而迟，多主表寒之证；缓脉主湿，故脉浮而缓，多是风邪夹湿之表证；濡脉主气虚，暑邪伤人，易耗气伤津，故脉浮而濡，多主伤暑；散脉是气血或元阳严重耗散，与浮脉同现，预示着可能有浮越于表的欲脱之象，故脉浮而散，主虚极”；洪脉主热盛，故脉浮而洪，主阳热过甚；大脉主邪盛病进，实证为多，病因多是属阳的火邪或热邪，故脉浮而大，主阳热实证；细脉主血气不足，故脉浮而细，多是气少不足的表证；涩脉主血虚津亏、瘀血阻滞，脉浮而涩，多是血亏而瘀滞的表证；数脉主热，故脉浮而数，多主风热表证；紧脉主寒主痛，故脉浮而紧，多主风寒表证；弦脉可主饮停，故脉浮而弦，多是风饮之象；滑脉可主痰郁，故脉浮而滑多是风痰之证。

【原文】 沉阴主里，七情气食。

沉大里实，沉小里虚。

沉迟里冷，沉缓里湿。

沉紧冷痛，沉数热极。

沉涩痹气，沉滑痰食。

沉伏闭郁，沉弦饮疾。

〖注〗沉，阴脉主里。七情气食内因之病，皆由里生，故属之也。大，有余脉也，故曰里实。小，不足脉也，故曰里虚。迟，寒脉也，故曰里冷。缓，湿脉也，故曰里湿。紧，寒脉也，故曰冷痛。数，热脉也，故曰热极。涩，血滞脉，故曰痹气。滑，痰食脉，故曰痰食。伏，痛甚不得吐泻脉也，故曰闭郁。弦，饮脉也，故曰饮疾。

【提要】阐述沉脉及其相兼脉的一般诊断意义。

【白话文】

沉脉属阴，主里证，主七情内伤，气郁伤食等。脉沉而大，属里实；脉沉而小，属里虚；脉沉而迟，主里寒；脉沉而缓，主里湿；脉沉而紧，主里寒或主痛；脉沉而数，主热盛于里；脉沉而涩，主血痹气滞于内；脉沉而滑，主痰阻食滞于内；脉沉甚伏，主邪气郁闭于里；脉沉而弦，主水饮内停。

【解读】

沉脉的特征是“举之不足，按之有余”。其位置偏深，故属阴。多因情志失调、气郁伤食的内伤病因伤及脏腑，故沉脉多主里证。

大脉多主邪盛病进，故脉沉而大，多主里实；小（细）脉多主虚损不足、气血两虚，故脉沉而小（细），多是里虚；迟脉主寒，故脉沉而迟，多主里寒；缓脉主湿，故脉沉而缓，多是里湿；紧脉主寒主痛，故脉沉而紧，多是里寒致痛；数脉主热，故脉沉而数，多主里热炽盛；涩脉主精伤血少，故脉沉而涩，多是血瘀气滞于内之证；滑脉主痰郁、食滞、实热，故脉沉而滑，多是里有饮食痰涎阻滞所致；伏脉常见气机郁闭而痛，故脉沉甚伏，多是邪气郁闭不通于里，而致出现疼痛剧烈而又不得吐泻的表现；弦脉可主痰饮，故脉沉而弦，多主痰饮内停。

【原文】

濡阳虚病，弱阴虚疾。
微主诸虚，散为虚剧。

〖注〗濡，为阳分无力脉，故主诸阳虚之病。弱，为阴分无力脉，故主诸阴虚之病。微，为阴阳血气不足脉，故主诸虚。散，为元气散之脉，故曰虚剧也。

【提要】阐述濡脉、弱脉、微脉、散脉的诊断意义。

【白话文】

濡脉属阳，主阳虚。弱脉属阴，主阴虚，微脉主阴阳气血诸虚，散脉主虚极。

【解读】

濡脉的指下感觉是浮而无力，常兼细、软，故常濡软并称。濡脉多主阳分无力，是各种阳虚证常见的脉象。另外，现在临床上濡脉主湿也很常见，而且气分湿邪最多。湿为阴邪，其性濡，湿盛者，大筋软短，故脉可濡软。此外，湿阻气机，气机不畅，气血不能充盈脉管，也可致脉濡软。

弱脉的指下感觉是沉而无力，常兼细、软，多主是阴分无力，各种阴虚证常见弱脉。此外，临床上弱脉的形成机理还有脾胃气虚、阳虚等，特别需要强调的是，若病后邪实之脉变成弱脉，可因邪正斗争，邪退正弱，虽是正气不足的征兆，却也是疾病向愈的顺象。

微脉的指下感觉是脉搏似有似无、按之欲绝，重按起落不明显，甚至至数不清。是阳气衰微、阴血不足的表现。所以，临床上见到微脉，多主阴阳气血不足的各种虚证。此外，微脉还可主元气暴脱、气阴亡脱。一般来说，阳气衰微所致的微脉可持续数小时以上，但阴阳气血亡脱的微脉，多数只能持续数分钟至 1 小时左右，之后或转为无脉而生命垂危，或好转为虚、弱、细脉等脉象。

散脉的指下感觉是大亦散乱、隐而飘忽，主元气散脱和气血耗散欲脱。临床上常是危重患者脏腑之气将绝的临终状态，是虚极的表现。

【原文】　　革伤精血，半产[①]带[②]崩。

牢疝癥瘕[③]，心腹寒疼。

〖注〗革，内空之脉，故主男子亡血、伤精之病，妇人半产、崩、带之疾。

牢，内坚之脉，故主诸疝、癥瘕，心腹寒冷，疼痛之病也。

【提要】阐述革脉和牢脉的诊断意义。

【注释】

①半产：指孕妇流产、小产。

②带：指女性带下。

③癥瘕：肿块。坚硬不移者为癥，左右可移、时聚时散者为瘕。

【白话文】

革脉主血枯精亏，多见于半产、带下、崩漏等病证；牢脉主疝气、癥瘕，常表现为心腹冷痛。

【解读】

革脉的特征是浮取脉大而弦紧，但中取沉取按之明显无力且弦紧顿失。临床上革脉多见于亡血、失精、女性流产或小产、带下病、血崩或漏下日久等病证。《金匮要略·血痹虚劳病篇》："脉弦而大，弦则为减，大则为芤，减则为寒，芤则为虚，虚寒相搏，此名为革。妇人则半产漏下，男子则亡血失精。"因血枯精亏，以致脉管不充，故中取沉取按之明显无力；正气不固，气无所恋而浮越于外，以致脉来浮大弦紧。

牢脉的特征是沉而弦实，常兼略大而长。切脉时，牢脉重按弦实有力，而浮取中取时，脉搏力度不明显。主要见于邪盛的病证，其中最常见的是阴寒凝结于里。寒性收引凝滞，阴寒凝结于里，阻碍气机，或邪正交争于里，气血不得外达故脉沉；阴寒内盛，脉管拘急，致脉弦实大而搏指。临床常见疝气、癥瘕并见心腹寒实作痛的各种病证。需要鉴别的是，阴寒凝结于血分，脉多兼涩；凝结于气分，脉可不涩。

【原文】　　　　　　虚主诸虚，实主诸实。

　　　　　　　　　　芤主失血，随见可知。

〖注〗虚，为三部无力脉，故主诸虚。实，为三部有力脉，故主诸实。芤，为营空之脉，故主失血。然此三脉，皆随所见之部位，可知其上下、内外之病也。

【提要】阐述虚脉、实脉和芤脉的诊断意义。

【白话文】

虚脉主各种虚证，实脉主各种实证，芤脉主失血病证，随脉象所现的部位可以判断病所。

【解读】

虚脉是三部均无力的脉象，主各种虚证。其指下感觉是浮取明显，但较软而无力，且中取沉取均明显无力。古人曰："浮以候虚，沉以候弱"。构成人体并维持人体正常生命活动的基本生物活性物质（气、血、阴、阳、营、卫、津、液、精等）的虚弱或亏损均可导致虚脉，临床上以血气亏虚更为常见。

实脉是指三部脉象举按都有力，脉搏搏动有力的程度明显超过了正常人而不够软的脉象，主各种实证。邪气亢盛，正气不虚，邪正相搏，鼓荡气血，故脉道充盈，搏动有力。

芤脉的指下感觉是浮取明显，但稍重按即无力，中取时两边略弹指而中空。多主血脱或血亏，亦可见于气津大亏者。营血大亏，气无所归、阳无所附，浮越于外，则脉象浮取明显，但因血亏脉道不充，故中取按之中空。

虚脉、实脉和芤脉的诊断意义，还应根据脉象出现的部位（三部或脉位等）来综合判断，区分上、下、内、外的各种病证。如《伤寒论》曰“脉浮而芤，浮为阳，芤为阴，浮芤相搏，胃气生热，其阳则绝。”这里的“浮芤相搏”就是因为阳热有余，灼伤或消耗阴血，以至人体气阴大亏，而不能制约阳气，阳气无所依附而外越，就会“其阳则绝”。

【原文】 迟寒主脏，阴冷相干。
有力寒痛，无力虚寒。

〖注〗迟，阴脉也，脏属阴，故主之。凡阴冷之病，皆属之也。有力为寒实作痛，无力为寒虚痛也。

【提要】阐述迟脉的诊断意义及其虚实的鉴别。

【白话文】

迟脉主寒证，主脏病，与阴寒之邪密切相关。迟而有力，多属实寒，表现多痛；迟而无力，多属虚寒。

【解读】

迟脉属阴，最常见的诊断意义是寒邪阻滞气机。寒为阴邪，五脏也属阴，故阴寒阻滞或损伤五脏阳气，常见迟脉，所以有迟脉主脏之说。迟而有力，是寒邪与正气剧烈交争的表现，常伴随着疼痛的症状表现。迟而无力，意味着寒邪为病、正气不足，属虚寒证。

此外，产生迟脉的原因还有邪气内结，即邪与气结，气机不畅，所以脉迟。如《伤寒论》所说“……医反下之，动数变迟，膈内拒痛，……”，就是误下之后，邪气内陷而结于里，导致脉象变成了迟脉。

【原文】 数热主腑，数细阴伤。

有力实热，无力虚疮。

〖注〗数，阳脉也，腑属阳，故主之。凡阳属之病，皆属之也。数为阳盛，细为不足，故曰伤阴。有力为实热，无力为虚热。数亦主疮，故曰虚疮。

【提要】阐述数脉的诊断意义及其虚实的鉴别。

【白话文】

数脉主热证，主腑病。脉细而数为热盛伤阴的阴虚证，数而有力，多属实热；数而无力，多属虚热，亦可见于虚性疮证。

【解读】

数脉属阳，最常见的诊断意义是火热之邪。热为阳邪，六腑亦属阳，易生火热，鼓动气血，常见数脉，所以有数脉属腑之说。数脉多为阳热有余，细脉常为阴血不足，故脉细而数，多是热盛伤阴之象。数而有力，多是热性急迫，鼓动血脉，故主实热；数而无力，往往见于阴液不足，阳气偏胜，故主虚热。此外，疮疡病证常为热邪引起，故疮疡也可见数脉。疮疡初起，正气未虚，邪正斗争剧烈，常表现为数而有力；但若疮疡溃后，正气不足，或反复发作、久而不愈，阴液为热邪所耗伤，而致虚疮，也会出现数而无力的脉象。

【原文】　　缓湿脾胃，坚大湿壅。
促为阳郁，结则阴凝。

〖注〗缓，脾胃脉，又主湿邪，故缓主湿邪脾胃之病。若搏指坚大，则为湿邪壅胀之病。促，为阳盛而郁之脉，结，为阴盛而凝之脉也。

【提要】阐述缓脉、促脉和结脉的诊断意义。

【白话文】

缓脉主湿证、主脾胃病。缓而坚大的脉象，多是湿邪壅滞。促脉主阳气抑郁，结脉主阴气凝结。

【解读】

缓脉多是由于气机为邪气所阻，气血运行不畅所致。脾属土，气机易为湿邪所困，常见缓脉。因此缓脉多主湿邪困阻脾胃之病。若脉缓而搏指坚大，则是湿邪阻滞壅胀之证。若脉缓而无力，多为脾气亏虚运化失司所致的脾虚湿困证。

促脉的诊断意义有二，一是脏气与邪气相争，却被邪气所阻。如《伤寒论》“太阳病，下之后，脉促，胸满者，桂枝去芍药汤主之。”就是胸阳与寒邪相争，但被寒邪所阻的情况。二是阳气渐盛，正欲胜邪。如《伤寒论》“太阳病下之，其脉促，不结胸者，此为欲解也……。”就是太阳病应汗反下，而致阳气内陷，但阳气尚盛，未成结胸，与寒相争，阳气欲胜寒邪的表现。

结脉多由阴盛凝结，寒、痰、瘀等邪气闭阻而致壅塞积聚，阻滞心气、心阳或心血而成。

【原文】

代则气乏，跌打闷绝。
夺气痛疮，女胎三月。

〖注〗代者，真气乏而求代之脉也。若不因跌打气闷、暴病夺气、痛疮伤气、女胎气阻者，而无故见之，则必死也。

【提要】阐述代脉的诊断意义。

【白话文】

代脉主气虚、跌打损伤、气闷欲绝、暴病夺气以及疮疡肿痛损伤正气等，在妇女怀孕三月时亦可见到。

【解读】

代脉主脏气衰微，多为心气亏虚。因心气衰微，气血亏损，可致心搏和脉动难以接续，而出现代脉。心气心血亏虚所致的代脉，多伴左寸沉或两寸沉，心血虚者，还可兼见脉细。

此外，跌打损伤致气血瘀滞、暴病而致气血突然大亏、疮疡肿痛致邪阻气结，都可以出现脉气不相衔接的代脉。此外，女性妊娠也可出现代脉，是生理现象，多在妊娠三月左右。若是患者没有上述情况而突然出现持续性代脉，是一种突发急危重证的表现，往往预后不良。

【原文】　滑司痰病，关主食风。
寸候吐逆，尺便血脓。

〖注〗滑，阳脉，阳盛为痰，故司痰病。右关候胃，故主痰食。左关候肝，故主风痰。寸候上焦，故主吐逆。尺候下焦，故主便血脓也。

【提要】阐述滑脉及其三部分候的诊断意义。

【白话文】

滑脉主痰证，关部滑脉主食痰、风痰，寸部滑脉主呕吐呃逆，尺部滑脉主大便脓血。

【解读】

滑脉多主痰证、食滞和实热证，是实邪壅盛于内，气血运行流畅的表现，故属阳脉。右手关部候脾胃，脾主运化水谷水液，胃主受纳腐熟水谷，若是右关部出现滑脉，多是因为脾胃失于运纳而生痰，常同时伴有饮食停滞，故多属食痰。左手关部候肝胆，肝属厥阴，厥阴之上、风气主之，故肝为风木之脏，滑为痰象，故左关脉滑，多主风痰。两手寸部候上焦，若两寸脉滑，多因痰热内扰上焦脏腑，容易出现吐逆等症状表现。两手尺部候下焦，若两尺脉滑，则多是下焦有火热痰湿，而致肝风下迫，热灼肠腑，常见脓血便。

【原文】　　涩虚湿痹，尺精血伤。

寸汗津竭，关膈液亡。

〖注〗涩，血少滞涩脉也，六脉见之，则主营虚受湿痹之病。若两尺见之，则主伤精伤血之病。两寸见之，则主汗多津伤之病。两关见之，则主噎膈反胃，液亡结肠之病也。

【提要】阐述涩脉及其三部分候的诊断意义。

【白话文】

涩脉主精伤血少、湿邪痹阻。尺部涩脉，多候精血耗伤；寸部涩脉，多属汗多津亏；关部涩脉，多主噎膈、反胃、液耗。

【解读】

涩脉多是精伤血少，不能充养经脉，脉中气血往来不畅所致。多见于阴枯血少、湿（饮）滞（郁）气机、气结于内、瘀血凝滞的病证。若两手六部脉都见涩象，多为营血虚滞、湿滞气机，以致经络痹阻之证。肝藏血，肾藏精，两脏属下焦，若仅两手尺部脉涩，尺候下焦，多主（肾）精或（肝）血亏虚。肺主皮毛，心主血脉，两脏均属上焦，若仅两手寸部脉涩，寸候上焦，多主汗出过多、津血耗伤。脾胃为气血生化之源，同属中焦，若仅两手关部脉涩，关候中焦，故多主噎膈、反胃、津液大亏、胃肠燥结等。

【原文】　　弦关主饮，木侮脾经。

寸弦头痛，尺弦腹疼。

〖注〗弦，阴脉，阴盛为饮；弦，木脉，木旺侮土，土虚不能制湿，故饮病生焉。寸弦，阴乘阳也，故主头痛。尺弦，阴乘阴也，故主腹疼。

【提要】阐述弦脉及其三部分候的诊断意义。

【白话文】

弦脉可主水饮，多因肝木太旺，则侮脾土所致；寸脉弦则主头痛；尺脉弦则主腹痛。

【解读】

弦脉主肝胆病、诸痛、痰饮、疟疾等，多为阴邪内乘、饮邪内停，痹阻气机，故属阴脉。关部候肝胆脾胃，肝木太旺，则侮脾土，土虚不能制湿而生水湿痰饮，故弦脉还主水饮，尤以关脉弦为多；寸部候上焦，两寸部脉弦，多是阴邪上乘头面阳位，常见头痛等症；尺部候下焦，两尺部脉弦，多是阴邪停于下焦阴位，常见腹痛等症。此外，临床上还有寒邪或湿邪痹阻气机、肝阴不足而致肝风内动者也可见弦脉。

【原文】

紧主寒痛，洪是火伤。
动主痛热，崩汗惊狂。

〖注〗紧，寒实脉，故主寒痛。洪，热实脉，故主火伤。动，为阴阳相搏之阳脉，故主诸痛；阳动主发热、主惊狂，阴动主汗出、血崩也。

【提要】阐述紧脉、洪脉和动脉的诊断意义。

【白话文】

紧脉主寒证痛证；洪脉主火热病证；动脉主疼痛、发热、汗出、崩漏、惊狂等病证。

【解读】

紧脉主寒，寒性收引，脉道紧张，经脉拘急，不通则痛；寒性凝滞，气血不畅，经脉失养，不荣则痛，故紧主寒痛。

洪脉多主气分热盛，热盛则血流急迫，脉道极度扩张而脉体宽大有力，故主实热。热迫津泄，大汗伤津，口渴引饮，津血同源，津伤而致血少，因而洪脉来盛而去衰，故曰“洪是火伤”。

动是阴阳相搏的脉象，正气与邪相争剧烈，故属阳脉。发热、疼痛都是邪正斗争剧烈的表现，故常为动脉所主。此外，动脉还可主气机散乱而致的惊狂之证，如《金匮要略·惊悸吐血下血胸满瘀血病篇》所言：“……动则为惊……”。根据原文注解所说，阳动多主阴不胜阳而致的发热和气机窜扰的惊狂，阴动多主阳不胜阴而致的大汗伤津和阴虚阳盛而致的血崩。对此，历代医家认识各有不同，如《伤寒论·辨脉法》就认为：“阳动则汗出，阴动则发热”。

【原文】

长则气治，短则气病。
细则气衰，大则病进。

〖注〗长者，气之畅也，故曰气治。短者，气之缩也，故曰气病。小者，正气衰也。大者，邪病进也。

【提要】阐述长脉、短脉、细脉和大脉的诊断意义。

【白话文】

长脉是正气自治之象；短脉为正气失治的病象；细脉主正气衰

少；大脉则是邪盛病进之象。

【解读】

长脉是气血充足、运行畅通的脉象，医家多认为主体健寿长，所以说“长则气治”。但也有阳热亢盛、气血激荡，搏击于脉的长脉。

短脉多由阴枯、精亏、肺肾不足、心气大虚等正气虚损不足，以及气郁血滞或痰食积滞，阻碍气道，使脉气不伸所致的脉象，所以说“短则气病”。

细脉是气血衰少的脉象，多是阴血不足、阳气大虚所致。

大脉主邪盛病进。但也有正气大亏导致大脉的，所谓“脉大为劳”。

【原文】 脉之主病，有宜不宜。
阴阳顺逆，吉凶可推。

〖注〗病有阴阳，脉亦有阴阳。顺应则吉，逆见则凶。此以下至其死可测句，凡二十七节，详分某病见某脉吉，某病见某脉凶也。

【提要】阐述脉象主病的预后顺逆。

【白话文】

诊脉时还要注意脉象所主病证的宜忌顺逆，通过辨别脉象的阴阳属性，推测病势发展及预后吉凶。

【解读】

疾病有阴阳之别，脉象亦有阴阳之分。《伤寒论·辨脉法》曰：

“凡大、浮、数、动、滑，此名阳也。脉沉、涩、弱、弦、微，此名阴也”。同时还提出了以脉辨生死吉凶的方法，“凡阴病见阳脉者生，阳病见阴脉者死”。可见通过诊脉可以判断病情的轻重，观察疗效的好坏，推测预后的吉凶。一般来说，脉象和疾病相顺应，是吉相，预后良好。新病多实，见浮、洪、数、实等脉就是相应；久病多虚，见沉、微、细、弱等脉也是相应。脉象与疾病相逆，则是凶相，预后较差。新病见脉虚、久病见脉实都是相逆的情况。此外脉证也可相逆，如《素问·玉机真藏论》曰：“病热脉静，泄而脉大，脱血而脉实，病在中脉实坚，病在外脉不实坚者，皆难治。”就是说的脉证相逆的表现。

本节以下的二十七节，详细阐述了各种病证的脉证顺逆。

【原文】 中风之脉，却喜浮迟。
坚大急疾，其凶可知。

〖注〗中风虚见虚脉，以浮迟为顺。若反见坚大急疾为逆，决无生理。

【提要】阐述中风病的脉象顺逆。

【白话文】

中风患者的脉象以浮迟（缓）脉为常见，这是脉证顺应的表现；若见坚大急疾的脉象，则是病情凶险的预兆。

【解读】

中风证是外感寒风表虚之证，《伤寒论》曰：“太阳病，发热，汗出，恶风，脉缓者，名为中风”。此处的脉缓，应非是“迟缓”，而是“驰缓”之义，为的是为了与外感风寒表实证的“脉紧”相鉴别。中风患者，卫强营弱，故见浮迟（缓）脉为顺，为吉；若见坚大急疾，为脉证相逆，为凶，预后不良。

【原文】伤寒热病，脉喜浮洪。
沉微涩小，证反必凶。
汗后脉静，身凉则安。
汗后脉躁，热甚必难。
阳证见阴，命必危殆。
阴证见阳，虽困无害。

〖注〗此节皆言伤寒之顺逆也。伤寒热病，传里属热，脉以浮、洪阳脉为吉；若见沉、微、涩、小阴脉，是证与脉反，故凶。汗后邪解，便当脉静身凉，若躁而热，所谓汗后不为汗衰，名曰：阴阳交，必难治矣。阳证而见沉、涩、细、微、弱、迟之阴脉，则脉与证反，命必危殆；阴证而见浮、大、数、动、洪、滑之阳脉，虽脉与证反，在他证忌之，独伤寒为阴邪还阳，将解之诊，病虽危困，无害于命也。

【提要】阐述伤寒病的脉象顺逆。

【白话文】

伤寒热病，脉象以浮洪为顺；若见脉沉、微、涩、小，是脉与证反，病情凶险。若汗出之后，脉静身凉，是佳象；若汗后脉象躁急，发热加剧者，多属难治之病。伤寒病见阳证而现阴脉，属脉证相反，预后不良；若见阴证而现阳脉，虽属脉证相反，但预后尚可。

【解读】

伤寒病是感受外邪（多为寒邪）所致的热病，由表传里，属热证，邪正斗争剧烈，故脉象应以浮、洪等阳脉为吉顺之象；若见沉、微、涩、小等阴脉，则属脉证相反，属凶逆之证。伤寒经过发汗以后，表邪已解，应该出现脉静身凉，这是正胜邪却的表现；若汗后出现脉象躁动，而身热不除，古人认为是阳邪交入于阴分，消耗阴气所致，故称之为阴阳交，证属难治。

由此可见，阳证应见阳脉，若见沉、涩、细、微、弱、迟等阴脉，是脉证相反，属难治之象。阴证应见阴脉，若见浮、大、数、动、洪、滑等阳脉，也是脉与证相反。但是，在伤寒阴证中，出现阳脉，却是阳气还复，欲胜阴邪的现象，是正欲胜邪之象，所以虽然症状仍重，也是顺象。

【原文】　劳倦伤脾，脉当虚弱。
自汗脉躁，死不可却。

〖注〗劳倦伤脾，脉当虚弱，为顺也。若自汗出而脉反躁疾，则逆矣。安得不死？

【提要】阐述劳倦伤脾的脉象顺逆。

【白话文】

劳倦伤脾，脉象应为虚弱，若反见脉躁而伴自汗，则为脉证相逆，预后不良。

【解读】

脾胃为后天之本、气血生化之源，劳倦内伤，损伤脾胃，气血亏虚，脉象应以虚弱为顺。若见自汗出、脉象反见躁急不宁，就可能是气虚将脱、阳气外浮的表现，属于脉证不符的逆象，多为危重难治之证。

【原文】　　疟脉自弦，弦迟多寒。

　　弦数多热，代散则难。

〖注〗疟为寒热之病，弦为少阳之脉。少阳主病寒热往来，凡寒热之病，多属少阳半表半里之界，故疟脉自应得弦象也。迟多寒，数多热，理自然也。若得代、散二脉，邪尚未解，正气已衰，命则难生矣。

【提要】阐述疟病的脉象顺逆。

【白话文】

疟病的常见脉象是弦脉。若脉弦兼迟，多主有寒；脉弦而数，多主有热；弦而代散，则预示着病情危重难治，预后不佳。

【解读】

疟病常有寒热往来之症，少阳半表半里证的主症也是寒热往来，因此凡是有寒热往来症状的病，多在少阳半表半里。而弦脉是少阳证的常见脉象，所以疟病多见弦脉。迟脉主寒，数脉主热，所以脉弦兼迟，多属寒证，脉弦而数，多属热证。若是见代脉、散脉，则是邪气尚未解除，而正气已经衰败的危重难治之证。

【原文】泄泻下痢，沉小滑弱。
实大浮数，发热则恶。

〖注〗泻痢里虚，宜见沉小滑弱之脉为顺。若反见实大浮数之脉，则身必发热而成恶候也。

【提要】阐述泄泻的脉象顺逆。

【白话文】

泄泻下痢，脉象应以沉、小、滑、弱为常。若见脉实、大、浮、数，则属脉证相反，若兼见发热，更是预后不良。

【解读】

泄泻下痢多是脾肾阳虚之证，若见沉、小、滑、弱等脉，是脉证相符的吉顺之象。若反见实、大、浮、数等脉，往往是虚阳外浮而见假热之象，属脉证相反，预后不良。

【原文】呕吐反胃，浮滑者昌。
沉数细涩，结肠者亡。

〖注〗呕吐反胃，脾虚有痰也。浮为虚，滑为痰，是为顺脉，故曰昌也。若沉数细涩，则为气少液枯，遂致结肠，粪如羊屎，死不可救矣。

【提要】阐述呕吐反胃病的脉象顺逆。

【白话文】

呕吐反胃的病证，见浮脉、滑脉，则预后良好；若见沉、数、细、涩之脉，则是脉证不符的逆象，常伴见大肠燥结，属危重病证。

【解读】

呕吐反胃，多是脾虚兼有痰湿中阻之证。浮脉主表，亦可主虚，脉滑主痰饮，所以此类病症出现浮脉和滑脉，是脉证相符的顺象。若反见沉、数、细、涩等脉，则是气津将竭的征象，常导致肠腑燥结不通、大便干结如羊矢等症状，属危重证候。

【原文】　　霍乱之候，脉代勿讶。
　　　　　　舌卷囊缩，厥伏可嗟。

〖注〗霍乱之诊，阳脉为佳，若见代脉，因一时清浊混乱，故脉不接续，非死候也。如脉伏不见，四肢厥逆，舌卷囊缩，为阴寒甚，则有可嗟之变也。

【提要】阐述霍乱病的脉象顺逆。

【白话文】

霍乱病见到代脉，是脉证相符。若见舌头卷缩、阴囊紧缩、四肢厥冷同时出现伏脉，则是预后较差的危急重证。

【解读】

霍乱患者，多数患者出现阳脉，属脉证相符的顺象，也有一些患者会出现代脉，这是因为心气、心血、心阳一时被邪气所阻，导致脉不能接续，并不是危急重症的标志。但如果脉伏而不出，同时又出现舌头卷缩、阴囊紧缩、四肢厥冷等临床表现，这就预示着阴寒极盛，属病情危重的难治之证。

【原文】 嗽脉多浮，浮濡易治。

沉伏而紧，死期将至。

〖注〗嗽乃肺疾，脉浮为宜，兼见濡者，病将退也。若沉伏与紧则相反而病深矣。不死何待？

【提要】阐述咳嗽病的脉象顺逆。

【白话文】

咳嗽病，多出现浮脉。如脉浮兼濡，是病将愈的表现；若见脉象沉伏而紧，属脉证相反，多预后不良。

【解读】

肺主气司呼吸、主宣发肃降，咳嗽多因外邪袭肺，肺失宣肃，故咳嗽多属肺疾。肺主皮毛，正气抗邪于表，其势向外，故脉象以浮为常。若脉浮而兼濡软，是正胜邪退，疾病将愈的表现；若脉沉伏而紧，属脉证相反，预示着邪胜正却，病势向内，多是病情危重的征兆。

【原文】 喘息抬肩，浮滑是顺。

沉涩肢寒，切为逆证。

〖注〗阳喘多实，风与痰耳，故脉以浮滑为顺。阴喘多虚，寒与虚也，故脉沉涩，四肢寒者，均为不治逆证。

【提要】阐述喘证的脉象顺逆。

【白话文】

喘证的主要表现是呼吸困难，甚则张口抬肩，脉象以浮滑为顺；

若脉沉而涩、四肢厥冷，则属逆证。

【解读】

喘证有阴、阳之别。阳喘多是风痰之邪侵袭肺系所致的实证，常见呼吸困难、甚则张口抬肩，肺主宣发肃降而外应皮毛，因此脉象多以浮、滑为顺。阴喘常伴有四肢厥冷，多是邪气伤阳，阳气亏虚所致的虚寒之证，所以脉常沉涩，预示着邪胜正虚，正气无力抗邪，多是难治之逆证。

【原文】　火热之证，洪数为宜。
　　　　　微弱无神，根本脱离。

〖注〗热证而得洪数，乃正应也。若见微弱，证脉相反，根本脱离，药饵不可施矣。

【提要】阐述火热病证的脉象顺逆。

【白话文】

火热病证的常见脉象表现是洪、数脉，如见脉象微弱而无神，这是根本脱离的表现。

【解读】

火热为阳邪，常鼓动血脉而至血流迫急，故火热病证多见洪脉和数脉。若火热之证的患者出现微弱而无神的脉象，则属脉证不符，多是因为火热伤阴、气阴将绝，预后不良。

【原文】骨蒸发热，脉数而虚。

热而涩小，必殒其躯。

〖注〗骨蒸者，肾水不足，壮火僭[①]上，虚数二脉，是正象也。若涩小之脉，所谓发热脉静，不可救耳。

【提要】阐述虚热证的脉象顺逆。

【注释】

①僭（jiàn）：音见。超越本分，引申为以下犯上。

【白话文】

虚热证常见虚数脉象，若潮热伴见脉象涩小，则属脉证相逆，预后不良。

【解读】

骨蒸，是患者感觉有热从深达骨髓的层次，似潮水一样蒸腾而出，故又称“骨蒸潮热”。《外台秘要》曰：“骨髓中热，称为骨蒸。”常在午后至夜半发生，或伴有盗汗、遗精、梦交，或月经失调等症，多是阴虚内热证的症状表现，尤以肾水不足、壮火僭越上扰最为多见。《诸病源候论·虚劳病诸候下·虚劳骨蒸候》言：“一曰骨蒸，其根在肾，旦起体凉，日晚即热，烦躁，寝不能安，食无味，小便赤黄，忽忽烦乱，细喘无力，腰疼，两足逆冷，手心常热，蒸盛过伤，内则变为疳，食人五脏。”故骨蒸潮热常见脉象以虚、数为多。若阴虚骨蒸潮热而见脉象涩小，古人形容为“发热脉静”，属于脉证相逆，预示着阴精将竭而热不止，即将发展到“阴阳离绝，精气乃绝”的危重状态，往往预后不良。

【原文】　劳①极②诸虚，浮软微弱。
土败双弦，火炎细数。

〖注〗虚证宜见虚脉，若两关脉弦，谓之双弦。弦乃肝脉，右关见之，是肝木乘脾，故曰土败。劳证之脉，若见细数，乃阴虚火盛，上刑肺金，便不可治。

【提要】阐述虚劳病证的脉象顺逆。

【注释】

①劳：五劳。志劳、思劳、心劳、忧劳、瘦劳。亦指五脏劳损。

②极：六极。气极、血极、筋极、胃极、肌极、精极。

【白话文】

虚劳病证的脉象常见浮、软、微、弱，是脉证相符的顺象；若见两手关部脉弦，是肝木乘脾、脾土衰败的征象；若见脉象细数，则多为阴虚火旺的表现。

【解读】

五劳六极等虚劳病证，常是营、卫、气、血、阴、阳、津、液、精的亏损所致，因此出现浮、软、微、弱等虚弱类脉象，是脉证相符的顺象。若是虚劳病证见两手关部脉弦，古人称之为“双弦”，左关属肝，左关脉弦，是肝的本脉，但若右关脉亦弦，则多是肝木乘脾、脾土衰败的表现。若虚劳病证见到脉象细、数，常是阴虚至极、亢火刑金而致肺肾两虚的表现，多预后不良。

【原文】失血诸证，脉必见芤。

缓小可喜，数大堪忧。

〖注〗芤有中空之象，失血者宜尔也。缓小亦为虚脉，顺而可喜。若数且大，谓之邪胜，故可忧也。

【提要】阐述失血证的脉象顺逆。

【白话文】

失血病证常见芤脉。若脉缓而小，也是脉证相符的顺象；但若脉数兼大，则为脉证相反，病情堪忧。

【解读】

失血病证是指由于各种原因导致血液丢失而见阴血亏虚的病证。常见吐（呕）血、咳（咯）血、衄血（包括眼衄、耳衄、鼻衄、齿衄、舌衄、肌衄等）、尿血、便血以及女性崩漏等各种急、慢性出血病症。因各种出血导致阴血亏虚，不能充盈脉管，故按之中空，而血能载气，血不足则气无所归、阳无所附，阳气浮越于外，故脉象浮取明显，因此往往表现为芤脉。若是出血量小或慢性出血，可能一时见不到芤脉，而是出现缓小的虚弱类脉象，也属脉证相符的顺象；但若出现脉数兼大，则是阴血已亏而邪气仍亢的表现，属于邪盛正虚的逆证，病情堪忧。

【原文】蓄血在中，牢大却宜。

沉涩而微，速愈者稀。

〖注〗蓄血者，有形之实证，见牢大之脉，脉证相宜。倘沉涩而微，是挟虚矣。既不能自行其血，又难施峻猛之剂，安望速愈也？

【提要】阐述蓄血病证的脉象顺逆。

【白话文】

蓄血病证常见牢脉或大脉。若脉沉涩而微，则属脉证相反，难以速愈。

【解读】

蓄血是指血瘀内蓄。《杂病源流犀烛·诸血源流》：“蓄血，瘀血郁结也……当有上、中、下之分。如衄、呕、唾、吐血，皆属上部，苟蓄于此，其症必兼善忘。血结胸中，则属中部，苟蓄于此，其症必兼胸满、身黄、嗽水不欲咽。血凝下焦，又属下部，苟蓄于此，其症必兼发狂、粪黑、小腹硬痛……。”蓄血可涉及多个脏腑，病因也来源广泛，除常见的跌打损伤、堕坠等因素外，唐容川在《血证论·蓄血》中还补充了“癫犬咬伤，血蓄下焦”的病因。此外蓄血还可指外感热病、邪热入里与血相搏，致使瘀热蓄结于内。不论何种原因导致的蓄血，都是有形的实证，所以常见牢、大之脉，属脉证相符的顺象。倘若脉沉涩而微，则是实邪未除，正气已虚，若不用攻逐瘀血的峻猛之剂，瘀血就难以祛除；但若用峻猛之剂攻逐瘀血，又会更伤正气。因此常用攻补兼施之法，而医者又常难精准把握，故治疗周期往往较长，很难速愈。

【原文】　　三消①之脉，数大者生。

细微短涩，应手堪惊。

〖注〗渴而多饮为上消，消谷善饥为中消，渴而便数为下消。三消者，皆燥热太过，惟见数大之脉为吉耳。细微短涩，死不可救也。

【提要】阐述消渴病的脉象顺逆。

【注释】

① 三消："上消""中消""下消"三种消渴病的总称。

【白话文】

消渴病的脉象以数、大为顺。若脉细微短涩，则为脉证相反的逆象，见之则知难治而惊。

【解读】

"三消"是指"上消、中消、下消"三种消渴病的总称。《景岳全书》谓："上消者，渴证也，大渴引饮，随饮随渴，以上焦之津液枯涸，古云其病在肺，而不知心脾阳明之火皆能熏炙而然，故又谓膈消也。中消者，中焦病也，多食善饥，不为肌肉，而日加削瘦，其病在脾胃、又谓之消中也。下消者，下焦病也，小便黄赤，为淋为浊，如膏如脂，面黑耳焦，日渐消瘦，其病在肾，故又名肾消也。"上消，多因热证耗灼肺阴所致；中消，多因胃火炽盛、腐熟太过而致；下消，多因肾之阴阳亏损，虚不固摄所致。由此可见，三消都是燥热太过所导致的，因此脉以数、大为应有之象；若是见到细、微、短、涩之类的脉象，则是脉证不符的逆象，说明精气耗损极为严重，往往预后不良。

【原文】　　小便淋闭，鼻色必黄。

实大可疗，涩小知亡。

〖注〗鼻头色黄，必患小便难。六脉实大者，但用攻病之剂必愈。若逢涩小，为精气不化，死亡将及矣。

【提要】阐述淋证癃闭的脉象顺逆。

【白话文】

淋证和癃闭常伴鼻头色黄，脉象以实、大为顺。如见脉涩而小，则属脉证相反，预后不良。

【解读】

淋闭，是指小便排出异常的病证。小便排出不畅，淋漓难尽者为淋；点滴而出者称“癃”；小便不通、点滴不出者为“闭”。脾主运化水液，若脾失健运，不能布散水液而成水湿之邪，水湿停滞、气机不畅、湿热互结，故可见小便排出异常。鼻头为脾所主，黄为脾土之色，故鼻头色黄多是由于脾胃湿热所致。若脉象实、大，说明正气未衰，可以耐受攻伐之剂而易治愈。但若脉涩而小，则说明精血已伤而湿热未除，邪实而正虚，属于难治之证，预后不良。

【原文】　　　　　　癫[1]乃重阴，狂[2]乃重阳。

浮洪吉象，沉急凶殃。

〖注〗癫狂二证，皆以浮洪为吉，取其病尚浅也。若沉而急，病已入骨，虽有扁仓，莫之能救矣。

【提要】阐述癫狂病证的脉象顺逆。

【注释】

①癫：以精神抑郁，表情淡漠，沉默痴呆，语无伦次，静而多喜为特征。

②狂：以精神亢奋，狂躁不安，喧扰不宁，骂詈毁物，动而多怒为特征。

【白话文】

癫多为阴邪亢盛，狂多为阳邪亢盛，癫狂病证的脉象以浮洪为吉；若脉沉而急，则预后不良。

【解读】

癫、狂二证，都属精神失常疾病。癫证多因痰浊阴邪太盛，以致神志不清所致，以精神抑郁，表情淡漠，沉默痴呆，语无伦次，静而多喜为特征；狂证多因火热阳邪太过，炼液成痰，蒙蔽心窍而成，以精神亢奋，狂躁不安，喧扰不宁，骂詈毁物，动而多怒为特征。故《难经》曰："重阴者癫""重阳者狂"。癫狂多由七情内伤，饮食失节，禀赋不足，而致痰气郁结或痰火暴亢，使脏气不平，阴阳失调，闭塞心窍，神机逆乱。初起多属实证，正气未虚，脉象以浮、洪为顺；

久则虚实夹杂，癫证多见心脾耗伤、气血不足，狂证多见火盛伤阴、心肾失调，病邪入里而见脉沉而急，预后不良。

【原文】　　痫宜浮缓，沉小急实。
但弦无胃，必死不失。

〖注〗痫本风痰，脉见浮缓，自应然也。若沉小急实，是病深也；或但弦无胃，则肝之真脏脉见矣，安望其更生耶？

【提要】阐述痫证的脉象顺逆。

【白话文】

痫证以脉象浮缓为顺。若见脉象沉小急实，则为脉证相反，病情较重；如若脉弦而无胃气，则为死证。

【解读】

痫证，又称癫痫。以发作性神识恍惚，以突然昏仆、两目上视、口吐涎沫、四肢抽搐，或伴口中发出如猪羊叫声等为常见症状，故又俗称羊癫风、羊痫风。病情有轻重不同，轻者发作持续时间短，发作间歇长，发作程度轻，仅见目直神呆，但无抽搐、昏仆等，俗称小发作。重者发作持续时间长，间歇时间短，发作程度重，证见卒然昏仆，抽搐涎涌等，俗称大发作。在发作之后，多能自行苏醒，醒后无明显异常。本病多由风痰所致，故脉象多见浮缓；若脉象沉小急实，则是风痰之邪亢盛入里的表现；若脉弦硬而无冲和之气，则是肝之真脏脉现，性命堪忧。

【原文】心腹之痛，其类有九。

细迟速愈，浮大延久。

〖注〗九种心腹之痛，皆宜迟细，易于施疗，如浮而大，是为中虚邪盛，不能收捷功也。

【提要】阐述心腹痛证的分类及其脉象顺逆。

【白话文】

心腹疼痛之证，共有九类。如脉细而迟，属脉证相符，容易治愈；若脉象浮大，则属脉证相反，较难治疗。

【解读】

心腹痛证，分为九种。《医灯续焰·心腹痛脉证》曰："心腹之痛，其类甚多。此仅言有九者，亦举其要耳。曰饮、曰食、曰风、曰寒、曰热、曰悸、曰虫、曰忤、曰疰。"多由痰饮、积食、风邪、寒邪、热邪、中气空虚、虫积、暴邪等原因所致。其病机多是脉络痹阻，气血不通。若脉见细迟，是气血渐通、邪气渐退的吉顺之象；若脉象浮大，是里证而得表脉，脉证相反，预示着邪气亢盛，正气已虚，病属难愈。

【原文】疝属肝病，脉必弦急。

牢急者生，弱急者死。

〖注〗肝主筋，疝则筋急，故属肝也。肝脉弦急，是其常也。疝系阴寒之咎，牢主里寒之脉，亦其常也。如且弱且急，必有性命之忧矣。

【提要】阐述疝气的脉象顺逆。

【白话文】

疝气多因肝筋拘急所致，脉象多是弦急。如见脉牢而急者，也属顺证；若见脉弱而急，则为逆证，预后较差。

【解读】

疝气，是指人体内某个脏器或组织离开其正常解剖位置，通过先天或后天形成的薄弱点、缺损或孔隙进入另一部位。常见的疝有脐疝，腹股沟直疝、斜疝，切口疝、股疝等。这里所说的主要指睾丸疝气，常以阴囊、睾丸坠胀牵引作痛，甚或肿大为主要症状。“肝主筋”、足厥阴肝经绕阴器，睾丸疝气有筋脉牵引疼痛等症，常属肝病。弦脉主肝病，疝气常属肝病，故脉象也以弦急为顺。此外，疝气也有因阴寒凝滞肝脉而造成的寒疝，所以脉象也可见牢急之象，也是脉证相符的顺象；但若脉弱且急，则属脉证相反，预示着阳气大虚，阴邪仍盛，预后不良。

【原文】　　黄疸湿热，洪数便宜，
　　不妨浮大，微涩难医。

〖注〗湿蒸热瘀，黄疸生焉，洪数浮大，皆所宜也。一见微涩，虚衰已甚，必食少泻多，无药可疗矣。

【提要】阐述黄疸的脉象顺逆。

【白话文】

黄疸病因多是湿热，如脉象洪数，是脉证相符的顺象；脉见浮大，也无大碍；但若脉象微涩，则属逆证，预后不良。

【解读】

黄疸以身目发黄、小便黄为主要表现，常为肝胆湿郁热蒸所致，脉象洪数，主热重于湿，属阳黄，病较易治；若脉象浮大，正气未虚，亦无大碍；但若脉见微涩，涩为湿阻，微为气衰，是邪气未去而正气已衰的征象，常会伴见食少纳呆、泻下不止的脾虚证候，属木旺乘脾，预后不良。

【原文】

肿胀之脉，浮大洪实。

细而沉微，岐黄无术。

〖注〗水肿胀满，有余之证，宜见有余之脉，浮大洪实是矣。沉细而微，谓之证实脉虚，难言生矣。

【提要】阐述肿胀病证的脉象顺逆。

【白话文】

水肿胀满病证的脉象，以浮大洪实为顺；若脉见细而沉微，则是脉证相反，危急难治。

【解读】

水肿胀满之证，多属水饮内停的实证，脉象浮大，多属风水，脉象洪实，多属湿热，都预示着虽邪气亢盛，但正气未虚，有力抗邪，属实证见实脉，因此水肿胀满的实证见到浮、大、洪、实等一类有余的脉为顺。如果脉象沉细而微，这是实证而见虚脉，属脉证相反，说明正气衰败，属于难治的危急证候。

【原文】　五脏为积，六腑为聚。

实强可生，沉细难愈。

〖注〗积聚皆实证也，实脉强盛，是所当然。沉细为虚，真气败绝，不可为矣。

【提要】阐述积聚的脉证顺逆。

【白话文】

积，多见于五脏；聚，多见于六腑。积聚多属实证，应见脉实而强，属脉证相符；若脉沉而细，多预后不良，病难痊愈。

【解读】

积聚多因痰或血等病邪积而不散，以腹内结块，或痛或胀为主要表现的病证。有形之邪，结块固定不移，痛有定处者属积，多见于五脏，病多在血分，属阴；无形之邪，包块聚散无常，痛无定处者属聚，多见于六腑，病多在气分，属阳。二者虽有区别，但都属实证，见实脉说明正气尚未衰败，病变较轻；若见脉沉而细，多是真气败绝的表现，邪实而正虚，多预后不良。

【原文】中恶[1]腹胀，紧细乃生。

浮大为何，邪气已深。

〖注〗中恶者，不正之气也。紧细则吉，浮大则凶也。

【提要】阐述中恶病证的脉象顺逆。

【注释】

①中恶：是指因感受秽毒或不正之气，以突然手足厥冷，不省人事为主要症状的疾病，类似于“休克”。《诸病源候论·中恶候》：“中恶者，是人精神衰弱，为鬼神之气卒中之也。”《秘传证治要诀及类方·中恶》曰：“中恶之证，因冒犯不正之气，忽然手足逆冷、肌肤粟起、头面青黑、精神不守；或错言妄语、牙紧口噤，或头旋晕倒、昏不知人。即此是卒厥、客忤、飞尸、鬼去。吊死、问丧、入庙、登冢，多有此病。

【白话文】

中恶之证出现腹胀等症状，若脉象紧细，属脉证相符，尚有生机；若脉见浮大，则表示邪气已深，预后不良。

【解读】

中恶之证的常见临床表现，轻者心腹胀痛、呕吐腹泻，重者手足厥冷，昏仆倒地，不省人事。多因正气不足，同时感受秽毒之邪或不正之气所致。从症状表现上看，多为寒邪伤阳，因此脉见紧、细为顺，说明正气虽衰，但邪气不盛，病虽急重，但仍较易复苏，尚有生机；若脉见浮大之象，则意味着邪气深入，正气将亡，预后不良。

【原文】 鬼祟之脉，左右不齐。
乍大乍小，乍数乍迟。

〖注〗鬼祟犯人，左右二手，脉象不一，忽大忽小，忽数忽迟，无一定之脉形也。

【提要】阐述疫疠病证的脉象表现。

【白话文】

疫疠之邪侵犯人体，脉象常表现为左右手不一致，且忽大忽小、忽数忽迟，古人称之为“鬼祟脉”。

【解读】

按照古人所言，鬼祟脉是人为鬼物所害出现的脉象，多是伴有“神志昏乱”的病证，应该属于心神紊乱的精神疾病范畴。多因感受疫疠之邪或突受惊吓、脏腑暴病所致。因此脉象常表现为左右手不一致，且忽大忽小、忽数忽迟，甚至频发歇止，而无定形。

【原文】 痈疽未溃，洪大脉宜。
及其已溃，洪大最忌。

〖注〗未溃属实，洪大为正脉也。溃后则虚，若仍见洪大，则为邪脉，最所忌也。

【提要】阐述痈疽病证的脉象顺逆。

【白话文】

痈疽在其尚未溃烂之时，以脉象洪大为宜；溃后则以脉象洪大为逆，多预后不良。

【解读】

痈疽，是指发生于体表、四肢、内脏的急性化脓性疾病。痈常发于肌肉，红肿热痛，多属阳证，多因火热之邪，燔灼气血，气血壅滞，腐败血肉所致；疽常发于筋骨之间，皮色不变，漫肿平塌，不热少痛，多属阴证，多因毒邪深陷，寒邪凝滞，气血不通所致。痈疽未溃之时，多属实证，所以脉象洪大为顺，说明邪正斗争剧烈，即将溃脓，溃后热毒消散，病易痊愈；若是痈疽已溃，多属虚证，如若仍出现洪大脉象，则属脉证相反，说明气血已伤但邪毒未除，预后较差。

【原文】

肺痈已成，寸数而实。
肺痿之证，数而无力。
痈痿色白，脉宜短涩。
数大相逢，气损血失。
肠痈实热，滑数相宜。
沉细无根，其死可期。

〖注〗肺痈而寸口数实，知脓已成矣。肺叶焦痿，为火伤也。是以数而无力。肺痈、肺痿得白色者，肺之本色，得短涩者，肺之本脉，均相宜也。若逢数大，是火来克金，贼邪之诊，故气损血失也。肠痈实也，滑数相宜；沉细虚也，证实脉虚，死期将至矣。

【提要】阐述肺痈、肺痿、肠痈的脉象顺逆。

【白话文】

肺痈痈脓已成，常见两寸脉数而实之象。肺痿，常见数而无力之脉。肺痈和肺痿伴见色白，脉以短涩为顺象。若脉见数大，是气血损伤之象。肠痈，多因火热腐败血热而成，以滑数之脉为顺；若脉沉细无根，预后不良。

【解读】

肺痈，是指肺叶生疮，血肉腐败，形成脓疡，以发热，咳嗽，胸痛，咯吐腥臭浊痰，甚则咯吐脓血痰为主要临床表现的病证。多因热毒蕴结于肺所致。

寸主肺，数主热，故肺痈常见两寸脉数而实，是痈脓已成之象。

肺痿，是指肺叶痿弱不用，临床以咳吐浊唾涎沫为症状，为肺脏的慢性虚损性疾患。多因热在上焦、肺燥津伤，或肺气虚冷、气不化津，以致津气亏损，肺失濡养，肺叶枯萎。属于火热伤阴，故常见数而无力之脉。白色是肺之本色，脉象短涩是肺热津伤之象，肺痈和肺痿见之，是本证见本色本脉，故为顺象。若脉见数大，是火克肺金，气血损伤之象。

肠痈，多因饮食失节，损伤肠胃，湿热邪毒内蕴于肠；或因寒温不适、跌仆损伤、精神因素等导致气滞、血瘀、湿阻、热壅、瘀滞、积热不散、血腐肉败而成痈肿，多属实证，故以滑数之脉为顺；若脉沉细无根，是邪实正虚之象，说明痈疡溃脓，血气耗散，而邪毒凝滞，病属危重，预后不良。

【原文】妇人有子，阴搏阳别。

少阴动甚，其胎已结。

滑疾而散，胎必三月。

按之不散，五月可别。

左男右女，孕乳是主。

女腹如箕，男腹如釜。

〖注〗此一节明女科胎前之脉也。阴搏阳别者，寸为阳，尺为阴，言尺阴之脉，搏指而动，寸阳之脉，则不搏指，迥然分别，此有子之诊也。或手少阴心脉独动而甚者，盖心主血，血主胎，故胎结而动甚也。动者，谓往来流利之动而滑，非厥厥摇动为病之动也。疾即数也，滑而且数，按之而散，三月之胎也；按之不散，五月之胎也。左为阳，故左疾为男胎；右为阴，故右疾为女胎。五六月后，孕妇之乳房有核，吮之有乳者，则主有子也。女胎腹形，状如箕之圆也。男胎腹形，状如釜之上小而下大也。

【提要】阐述女子妊娠脉象的特点及其性别所主。

【白话文】

妇人怀孕时，脉象常表现为尺脉搏指而寸不搏指的明显不同。此外，少阴心脉动较盛，也是女子妊娠的常见脉象。如见脉滑疾而散，多是妊娠三月的表现；如脉按之滑而不散，多是妊娠五月的表现。若见左手脉动滑数盛于右手，多是男胎；若右手脉动滑数盛于左手，则多是女胎。若见到乳房膨大，能吸出乳汁更是已孕的表现。孕妇腹如簸箕，圆而稍平者，多是女胎；腹形如锅，圆而尖凸者，多是男胎。

【解读】

妇人怀孕时，脉象常表现与平素脉象明显不同。《素问·阴阳别论》说："阴搏阳别，谓之有子。"阳指的是寸部，阴指的是尺部。尺主肾，肾主生殖，肾气盛，固有子，故女子妊娠时，常出现尺部脉滑搏动盛于寸脉的现象。此外，"手少阴脉动甚者，妊子也。"（《素问.平人气象论》）心主血脉，胎需血养，故女子妊娠早期，属心的左寸脉也可滑脉搏动明显。妊娠早期三月时，胎气未稳，脉象往往滑数兼见散象；妊娠五月时，胎气已固，故常只见滑数而没有散象。此外，左属阳、右属阴，故古人认为孕脉左盛于右者多是男胎，右盛于左者多是女胎。妊娠五六个月后，孕妇的乳房开始膨大，并可触及核状硬块，吮吸可有少量液体排出。女子若怀女胎，腹部外形多像簸箕一样呈圆形；若怀男胎，腹部外形多像锅的底部一样上小下大。

【原文】欲产离经[①]，新产小缓。
实弦牢大，其凶不免。

〖注〗此一节明产中之脉也。欲产脉离经者，谓见离乎经常之脉也。盖胎动于中，脉乱于外，势所必然也。产后气血两虚，见小缓之虚脉为吉，若见实大弦牢，其凶不免矣。

【提要】阐述女子临产及产后的脉象特点及顺逆。

【注释】

①离经：离经脉。指孕妇分娩期间脉象异于妊娠期间脉象。

【白话文】

孕妇分娩时会出现与妊娠时不同的脉象。新产初期，产妇多虚，脉多小、缓；若见脉象实、弦、牢、大，属脉证相反，多预后不良。

【解读】

妇女临产时常见到异于妊娠期间的脉象。多因疼痛或情绪紧张所致。产妇经历产程，多血气亏虚，故脉多见小、缓；若见脉实、大、弦、牢，属脉证不符，是正气已虚，邪气又盛，正虚邪实的表现，容易出现产后风痉之证，预后不佳。

【原文】　经脉病脉，业已昭详。

将绝之形，更当度量。

〖注〗经常之脉，主病之脉，皆明于前矣。而死绝之脉①，亦不可不察也，分列于后。

【提要】阐述死绝之脉的重要性。

【注释】

①死绝之脉，又称真脏脉，是指在急危重证时出现的无胃、无神、无根的脉象。是胃气已败，脏腑衰竭的征兆，故又称“败脉”。

【白话文】

前文已详细阐述了生理、病理的脉象特点、诊断意义和预后吉凶。此外还要强调的是，临证时还需要注意死绝之脉的诊察。

【解读】

前文已经详细阐述了生理脉象和病理脉象的特点、诊断意义和预后吉凶。接下来要介绍的是死绝之脉。死绝之脉，又称真脏脉。是指无胃、无神、无根的脉象。

无胃之脉以无冲和之意，应指坚搏为主要特征。如脉来弦急，如循刀刃称偃刀脉；脉来短小而坚搏，如循薏苡子为转豆脉；或急促而坚硬，如弹石称弹石脉等。临床提示邪盛正衰，胃气不能相从，心、肝、肾等脏气独现，是病情危重的征兆。

无神之脉象以脉律无序，脉形散乱为主要特征。如脉在筋肉间连连数急，三五不调，止而复作，如雀啄食状，称雀啄脉；如屋漏残滴，良久一滴者，称屋漏脉；脉来乍疏乍密，如解乱绳状，称解索脉。主要由脾（胃）、肾阳气衰败所致，提示神气涣散，生命即将告终。

无根之脉以虚大无根或微弱不应指为主要特征。若浮数之极，至数不清，如釜中沸水，浮泛无根，称釜沸脉，为三阳热极，阴液枯竭之候；脉在皮肤，头定而尾摇，似有似无，如鱼在水中游动，称鱼翔脉；脉在皮肤，如虾游水，时而跃然而去，须臾又来，伴有急促躁动之象，称虾游脉。均为三阴寒极，亡阳于外，虚阳浮越的征象。

真脏脉常出现在急危重证的疾病过程中，无论无胃、无神、无根，都预示着胃气已败、脏腑衰竭、阴阳即将离绝，故故人认为见之则死。《素问・玉机真藏论》曰：“真藏脉见，乃予之期日。……诸真藏脉见者，皆死不治也。”

【原文】　　心绝之脉，如操带钩[1]。

转豆躁疾，一日可忧。

〖注〗经曰：脉来前曲后居，如操带钩，日心绝。前曲者，谓轻取则坚强而不柔。后居者，谓重取则牢实而不动。如持革带之钩，全失冲和之气，但钩无胃，故日心死。钩，即洪脉也。转豆者，即经所谓如循薏苡子、累累然，状其短实坚强，真脏脉也。又曰：心绝，一日死。

【提要】阐述心绝脉的脉象特点及其预后。

【注释】

①如操带钩：如同拿着带有木柄的钩子。引申为与钩脉（洪脉）脉象正好相反的脉象。

【白话文】

心绝脉的表现与钩脉（洪脉）相反，如同拿着带有硬柄的钩子。若见脉来躁急，如循薏苡子的“转豆脉”，古人认为一日必死。

【解读】

心绝之脉，其表现常与钩脉（洪脉）正好相反。心属火，洪脉来盛去衰，主火热，故心病见洪脉属脉证相符，为顺。如果心病见到的脉象与洪脉正好相反，轻取应指坚搏、毫不柔和，重按更是牢实弦大搏指，即所谓“来微去大”或“头小本大”，则是反常现象，是完全没有冲和之气，属于无胃之死脉，提示邪盛正衰，胃气不能相从，心气独现。此外，如果出现脉来短小而坚搏，如循薏苡子的转豆脉，也是病情危重的征兆。

【原文】　　肝绝之脉，循刃责责。
　　　　　新张弓弦，死在八日。

〖注〗经曰：真肝脉至，中外急如循刃。又曰：脉来急溢，劲如新张弓弦，曰肝死，又曰：肝绝，八日死。

【提要】阐述肝绝脉的脉象特点及其预后。

【白话文】

肝绝脉的表现为应指坚搏，毫无冲和之象，如循刀刃。若脉象应指如新拉开的弓弦，古人常认为多八日死。

【解读】

肝的真脏脉表现多为应指坚搏有力，如循刀刃，极细而坚急，古人又称“偃刀脉”；或弦紧非常，搏动劲急有力，如同手指触摸在新拉开的弓弦上一样，毫无冲和之象。此属于无胃之死脉，常是病情深重，时日无多的表现。

【原文】　　脾绝雀啄，又同屋漏。
　　　　　覆杯水流，四日无救。

〖注〗旧诀曰：雀啄连来四五啄，屋漏少刻一点落。若杯覆，若水流，皆脾绝也。经曰：脾绝，四日死。

【提要】阐述脾绝脉的脉象特点及其预后。

【白话文】

脾绝脉的表现就如同鸟雀啄米，又似同房屋漏水，甚至如覆杯之水忽然流散，古人认为多四日死。

【解读】

脾绝的脉象常为雀啄脉或屋漏脉。李中梓《诊家正眼·二十八脉脉象与主病歌诀》曰："雀啄连来四五啄，屋漏少刻一点落。"脉来坚硬，在筋肉间连连数急，三五不调，止而复作，如雀啄食状者，称为雀啄脉；如屋漏残滴，良久一滴者，称为屋漏脉。提示脾阳衰败，神气涣散。如若脉来如覆杯之水忽然流散，更是病情危笃，生命即将告终的大凶之兆。

【原文】　肺绝维何？如风吹毛。
毛羽中肤，三日而号。

〖注〗经曰：如风吹毛，曰肺死。又曰：真肺脉至，如以毛羽中人肤。皆状其但浮而无胃气也。又曰：肺绝，三日死。

【提要】阐述肺绝脉的脉象特点及其预后。

【白话文】

肺绝的脉象常似风吹羽毛。若脉如羽毛触肤，飘渺无根，更是危重，古人认为多三日死。

【解读】

肺绝的脉象常表现为浮虚无根或微弱不应指，又无冲和之气，似风吹羽毛。如若脉象大而虚软，如羽毛触碰人的皮肤那样轻浮无根，提示虚阳浮越，属于无胃之死脉。

【原文】　　　　　　　肾绝伊何？发如夺索。

辟辟弹石，四日而作。

〖注〗经曰：脉来如夺索，辟辟如弹石，曰肾死。又曰：肾绝，四日死。旧诀云：弹石硬来寻即散，搭指散乱如解索。正此谓也。石，即沉脉也。

【提要】阐述肾绝脉的脉象特点及其预后。

【白话文】

肾绝的脉象表现如同解乱绳索或如弹石，古人认为多四日死。

【解读】

肾绝的脉象常为解索脉或弹石脉。李中梓《诊家正眼·二十八脉脉象与主病歌诀》曰："弹石硬来寻即散，搭指散乱如解索。"坚劲而长，乍疏乍密，有不规则的歇止，如解散的长绳，散乱无根，为解索脉；脉似沉石，急促而坚硬，如弹石，为弹石脉。这些都是肾的真脏脉，病属难治，预后甚差。

【原文】　　　　　　　命脉将绝，鱼翔虾游。

至如涌泉，莫可挽留。

〖注〗旧诀云：鱼翔似有又似无，虾游静中忽一跃。经曰：浑浑革至如涌泉，绵绵其去如弦绝。皆死脉也。

【提要】阐述命门绝脉和膀胱绝脉的脉象特点及其预后。

【白话文】

命门真气衰危，都易出现类似鱼翔脉、虾游脉的绝脉。膀胱真气衰危的脉象如泉水源源不断涌出，都是预示着病情危笃，阴阳将绝。

【解读】

李中梓《诊家正眼·二十八脉脉象与主病歌诀》曰："鱼翔似有又似无，虾游静中忽一跃。"脉在皮肤，头定而尾摇，似有似无，如鱼在水中游动，称鱼翔脉；脉在皮肤，如虾游水，时而跃然而去，须臾又来，伴有急促躁动之象，称虾游脉。《濒湖脉诀·四言举要》曰："命脉将绝，虾游鱼翔……"认为鱼翔脉和虾游脉都是命门的绝脉，均为三阴寒极，亡阳于外，虚阳浮越的征象，预示着脏腑衰危、性命堪忧。《黄帝内经·脉要精微论》又曰："浑浑革至如涌泉，病进而色弊；绵绵其去如弦绝，死。"脉数而浑浑浊乱，脉搏如泉水源源不断涌出，有升无降、但出不返；或脉迟而绵绵微细，甚至如琴弦断绝，不复再来，都是死绝之脉。《濒湖脉诀·四言举要》曰："……至如涌泉，绝在膀胱。"认为这样的脉象属于膀胱绝脉。

以上各条所说死绝之脉，都预示着病情危重难治，多有生命危险，但并非见脉必死，有些患者经过积极治疗，尚有挽救的希望。

【原文】

脉有反关，动在臂后。

别由列缺，不干证候。

〖注〗反关脉者，脉不行于寸口，出列缺络，入臂后手阳明大肠之经也。

以其不顺行于关上，故日反关。有一手反关者，有两手反关者，此得于有生之初，非病脉也。令病人侧立其手，诊之方可见也。

【提要】阐述反关脉的脉象特点及其诊断意义。

【白话文】

反关脉是出现在前臂背部的动脉，多由列缺穴处别出。它多由先天发育所致，多不属病脉。

【解读】

反关脉是血管走行不循常道的脉象。脉象搏动不在桡骨内测寸口太渊脉处，而是由列缺穴处别出，进入前臂背部的手阳明大肠经循行部位。因其不顺着常见部位行于关上，故称反关。有单手脉反关者，也双手脉反关者。临证时，若碰到两手寸口脉差异明显，或脉象与证候差异明显者，应注意反关脉的诊察，可让病人侧转手腕诊脉，看看是否有反关脉。这种脉象走行多是人体生理性改变，不属病脉。

【原文】

岐黄脉法，候病死生。
太素脉法，阴阳贵清。
清如润玉，至数分明。
浊脉如石，模糊不清。
小大贫富，涩滑穷通。
长短寿夭，详推错综。

〖注〗脉法倡自岐黄，所以候病死生。至杨上善为风鉴者流，托名“太素脉法”，以神其说，每多不验。然其中有近理可采者，如论六阳六阴之脉，以清主贵，以浊主贱。清脉之状，似玉润净，至数分明；浊脉之状，如石粗涩，至数模糊。小脉主贫，大脉主富，涩脉主穷，滑脉主通，长脉主寿，短脉主夭。如质清脉浊，贵中贱也；质浊脉清，贱中贵也。清脉兼大，贵而富也；兼滑，贵而通也；兼长，贵而寿也。浊脉兼小，贱而贫也；兼涩，贱而穷也；兼短，贱而夭也。清脉兼小，贵而贫也；兼涩，贵而穷也；兼短，贵而夭也。浊脉兼大，贱而富也；兼滑，贱而通也，兼长，贱而寿也。详推错综者，即详推此质清脉清，质浊脉浊，质清脉浊，质浊脉清，错综等说之理耳。

【提要】阐述“太素脉法”中脉象清浊、大小、涩滑、长短的诊断意义。

【白话文】

脉诊起源于《黄帝内经》，能够帮助诊断疾病及其预后。而“太素脉法”阐述了脉象清浊的诊断意义，强调脉象以清为宜。所谓清脉，是指脉象流利、至数分明之脉；所谓浊脉，是指脉象粗涩、至数不清之脉。此外还有脉小主贫，脉大主富，脉涩主穷，脉滑主通，脉长主寿，脉短主夭之说，临证时要详细诊察分析。

【解读】

“太素脉法”出自隋代杨上善所著《黄帝内经太素》，其中提到了脉象清浊、小大、涩滑、长短的诊断意义，对临证有借鉴意义。总体而言，脉象以清为宜，以浊为逆。所谓清脉，是指脉象流利、至数分明之脉；所谓浊脉，是指脉象粗涩、至数不清之脉。小脉多主气血虚弱，大脉多主邪气盛实；涩脉多主精气亏损，滑脉多主气血旺盛，通行畅通；长脉多主长寿，短脉多主早夭。这些单纯脉象也可复合出现，须详加审察。

【原文】　附：订正《素问·脉要精微论》一则备考。

尺内两傍，则季胁也。

尺外以候肾，尺里以候腹。

中附上，左外以候肝，内以候膈；

右外以候胃，内以候脾。

上附上，右外以候肺，内以候胸中；

左外以候心，内以候膻中。

前以候前，后以候后。

上竟上者，胸喉中事也；

下竟下者，少腹、腰、股、膝、胫、足中事也。

〖注〗“内、外”二字，前人有以尺部一脉，前半部脉、后半部脉为训者；有以内侧曰内，外侧曰外为训者，皆非也。盖脉之形，浑然纯一，并不两条，亦不两截，若以前半部、后半部为是，则视脉为两截矣。若以尺内侧、尺外侧为是，则视脉为两条矣。故知二说皆非也。熟玩通章经文，自知其为传写之讹。岂有独于脾胃，则曰：右外以候胃，内以候脾者耶？盖外以候腑，内以候脏。《内经》脉书，确然可考，故当以“外以候胃，内以候脾”之句为正。其尺外之“外”字，当是“里”字，尺里之“里”字，当是“外”字，中附上、左右之“内”“外”字，上附上，左右之“内”“外”字，皆当改之。故不循旧图所列，以符外候腑、内候脏之义也。前以候前，谓关之前，寸也，后以候后，谓关之后，尺也。上竟上者，谓上尽鱼际也；下竟下者，谓下尽尺泽也。

【提要】订正《素问·脉要精微论》一则备考。

【解读】

此段原文出自《黄帝内经·素问·脉要精微论》，说的是寸口脉部位配候脏腑部位。《医宗金鉴》的作者吴谦认为这一段所述理论有所偏颇，文字有所错误，故订正之，提出了如下观点。

（1）以寸口脉不同部位分属不同脏腑部位，有借鉴意义，但不可绝对。

寸口脉分寸、关、尺三部，常见的部位分候理论认为，寸候上焦，关候中焦，尺候下焦，因心肺属上焦，脾胃、肝属中焦，肾及命门属下焦，脉分左右，又有左手寸、关、尺分候心、肝、肾，右手寸、关、尺分候肺、脾、命门之说。此外还有理论进一步细分，甚至将寸关尺三部分列内、外、前、后分候脏腑部位，吴谦等认为这样细分依据不足，临床价值不高。

（2）即使按照寸关尺三部内、外、前、后分候脏腑能够成立，也应以“外以候腑，内以候脏”为正。故本段文字应是传抄有误，故予以订正如下：

尺内两傍，则季胁也。尺里以候肾，尺外以候腹。

中附上，左内以候肝，外以候膈；右外以候胃，内以候脾。

上附上，右内以候肺，外以候胸中；左内以候心，外以候膻中。

前以候前，后以候后。

上竟上者，胸喉中事也；下竟下者，少腹、腰、股、膝、胫、足中事也。

（王　飞　张光荣　章　莹）